日常のなかの生命倫理

最後に守るべきものは何か

山本史華 著

梓出版社

感が漂えば漂うほど、理想は海外に求められることになり、実際に、その理想的な海外で得た経験や知識が日本社会の範となってきたことは否めない。

でも、海外経験は、どのような視点を携えて行くかによって半分以上はその内容が決まってくる。観光客として海外旅行をすれば、それ相応の、愛想のいい笑顔しか見えてこない。よく、発展途上国に観光で行った人に感想を尋ねると、物価が驚くほど安かったことを嬉しそうに話す人がいるが、そんなことはどの国に行くかを決めた時点ですでにわかりきっている。観光客は消費者であることが期待され、実際に消費者として振る舞って、帰ってくる。それ以上の形で、社会にコミットとすることは求められていないし、観光客もそれ以上のことをしない。観光とは、つまり、それだけのことだ。

視点に拘束されるのは、なにも観光旅行だけではない。国使として海外に赴けば、その国の名勝名跡を知識人とともに訪れて、教養溢れる説明を受け、一流の食文化を体験することができるだろうが、それは取りも直さず、その国の暗部は見られないことを意味する。暗部を対外にアピールする国はないからだ。

学生として留学すれば、同じ学生らと掛け値なしの交流はできるだろうが、留学生というのは経済的活動には心を煩わさないで済む、いわば特権的な存在なのだから、その国のビジネスマンが毎日あくせく働く姿は見えてこないに違いない。

どこを旅行するかよりも、自分がどういう立場で、どういう視点を携えて旅行をするのかに意識的にならないと、しょせん敷かれたイメージのレールを辿ってくるだけであり、そこに新しい発見はない。

と、以上のようなことを正面切って主張すると、「何をいまさら」と言下に否定する人がでてくるだろう。しかし、生命倫理の問題を考えていくうえで、意外とこの点は重要である。なぜなら生命倫理の諸課題は、ただでさえ価値観や規範観が鋭く対立するものばかりだが、対立する立場の者どうしが、自分の視点にこだわって主張を繰り返すだけでは、余計に対立や溝が深まるばかりで、何の解決にもつながらないからである。

もちろん我々は、どんなに経験を積もうが、生涯、自分の視点でしかものを見られない。さらに悪いことに、自分の視点が絶対的なものと勘違いして、それをどうにかして正当化しようとする。誰もが自分の視点から離れてものを見ようとしない有り様は「自己保存」とも言えるかもしれない。これは原理的には仕方ないことだ。だが、それでいいのだと開き直っては、倫理学はできない。視点についた色やそれに終始拘束されることを深く自覚したうえで、自分の視点と他者の視点、短期的な視点と長期的な視点、日本の視点と世界の視点など、様々な視点を互いに突き合わせてみること、そしてそれらの調停をすることが倫理学では求められているからだ。

生命倫理の具体的なテーマで考えてみることにしよう。例えば、自分のこどもが深刻な心臓病になり、もはや心臓移植でしか助からないとすれば、どの親でも、心臓移植をしてでも助けたいと願うだろう。これは親心、つまり、愛情に基づく行為であり、親の視点に立って想像すれば、誰もが容易にその心情を理解できるはずだ。

だが、愛からなされる行為がすべて倫理的に正しいわけではない。愛とは、元来、差別的で独占的な行為だからだ。考えてみてほしい。特定の誰かを愛するということは、その人以外の人を愛さないことではなかったか。「世界中を敵にまわしても、特定の人を守る」ことが、「愛」の名で呼ばれているのである。

となると、自分のこどもへの愛は、他人のこどもへの愛を無きものにすることをどうしても伴ってしまう。このことに自覚的にならなければ倫理学は始まらない。移植できる心臓が目の前に一つだけあるとき、「どうかそれを自分のこどもに」と願うのが親の愛だが、それは必然的に「他のこどもには渡さない」ことを含意してしまう。そのような場合、心臓移植を受けられなかったこどもはどう感じるのか。その子にも親がおり、その親は当然その子を助けたいと願ったであろう。その子の友達はどうか。さらに、心臓移植は脳死者からでないとできないが、無念にも心臓を提供することになったこどもは、本当に自分の心臓が摘出され移植されることを望んでいたのか。その親は、どう考えたのか。というように、想像力をたくましくして、様々な立場の視点を取り上げながら、社会として最善の策を選択するその過程に、倫理は存在するのである。愛は大切だが、愛だけでは不十分であり、愛を越える視点がないと倫理性は保たれない。

現在、大学の付属病院や大規模病院などで臨床研究や最先端医療を行う際には倫理審査委員会の承認を得なければならない。その倫理審査委員会のメンバーには、医師や薬剤師、看護師などの医療従事者だけではなく、法曹関係者、倫理学者、あるいは一般市民も入れなければならない決まりになっている。昔と比べると、医学・医療上の決定には、かなり非医療従事者が関与するようになってきた。もちろんこれは様々な視点を取り入れるためである。

だが、私見では、医療従事者にとって倫理学者はあまり歓迎されていないようだ。その理由は、おそらく、倫理学者は「ダメだし」をすることが多いと見られているからだろう。医療従事者にしてみれば、自分たちは患者を一人でも多く助けたいとの思いで研究や開発をしているのであり、さらに、いまこの時を逸したら眼の前の患者が確実に死ぬという逼迫した状況があるにもかかわらず、倫理だとか、規制だとか、歩みを止めるような、面倒なことは極力言ってほしくない、という気持ちがあるのだろう。

だが、それは当たっている面もあるが、実は、倫理の一面しか捉えていない。倫理は規制するためにあるものではないからだ。倫理は、先ほども述べたように、社会の様々な視点を調整して、その社会にとって最も望ましい結果を得るために存在する。結果として、臨床研究や最先端医療にダメ出しをすることもあるだろうが、それはそうした方が社会全体にとって善いと考えてのことに他ならない。

眼の前の患者のために「善かれ」と思って選択した医療行為が、不覚にも社会の不信を招き、それが医療界全体にまで拡大してしまえば、中長期的に見て医学・医療の進歩を著しく遅らせてしまうことは十分あり得る。というよりも、実際に、そういう事件がいくつもこれまで起きてきた。だからこそいま学ぶべきは、短期的な視点だけで判断せずに長期的な視点でも考えなければならないということ、そして医療従事者にとっての善が社会にとっての善にはならない場合があるということなのである。

「倫理は分かち合うもの」という視点を持つことが必要なのだろう。脳死臓器移植、安楽死・尊厳死、出生前診断、代理出産、そして本書の最後で取りあげる低線量被曝など、生命倫理が対象とすべき課題はたくさんあるが、どの問題を取り上げるにせよ、それらには必ずメリットとデメリットがある。メリットばかりの医療があれば、それは最善であり、何の苦労もないが、世の中はそう簡単にはできていない。それでも希望を失わずに医学・医療を押し進めていきながら、なおかつ、社会のバランスが崩れないようにするためには、デメリットやリスクを我々はどの程度まで分かち合えるかという視点が重要になってくる。この視点は、経済、法律、政治、倫理などの社会的視点なくしてはあり得ないものだ。

最近どうも気になるのは、医学・医療界だけでなく、社会の様々な局面で、短期的な視点、目先の判断で動く傾向が強くなってきているということだ。国のあり方を決めるにせよ、教育のあり方を決めるにせよ、「国家百年の計」という言葉などとうに忘れられてしまったかのように、その時々に存在する喫緊の必要性や有用性を根拠に物事が決められてしまう。これは人間が動物化していることの証左ではないか。動物だって適宜判断する。しかし動物は長期的な視点に立って判断をすることはないだろう。歴史を顧みて先人の考えとのバランスをとりながら、また、子子孫孫がより善く生きられるための未来を想像しながら、長期的な視点に立って判断を下すことは、人間ならではの特権だが、それが徐々に失われてきている気がする。

いま役立つものはすぐに役に立たなくなる。いまは善くても将来善くなくなることはある。自分は善くても他者や社会にとって善くないこともある。現在の必要性や有用性から物事を正当化するだけでは、動物のように欲望のままに生きているのと大して変わらないだろう。社会には、様々な欲望があるが、倫理はそれらの欲望の調整をしながら、人間を人間らしくするために存在するのだ。

＊　＊　＊

生命倫理学についての優れた入門書、教科書、概説書はすでにたくさん刊行されている。それらとの相違点がなければ本書を上梓する意味はない。もし本書ならではの特徴があるとすれば、何であろうか。

まず一人の著者が書き下ろした点である。生命倫理学の領域はあまりにも多岐にわたるため、すべての分野について知悉し、問題点を指摘するのは難しい。そこで、だいたいが専門領域ごとの分担執筆となる。分担執筆の方が知識の漏れは少なく、完成度が高まることは確かだが、同時に、総花的になってしまい、主張は無難な方向に傾くことになる。以上を避けるため、本書は、各章ごとの論点をなるべく提起するようにし、私なりの主張を書くように心がけた。特定の分野しか扱えなかったのは、私の非力ゆえのことである。各専門家から見ると荒い記述もかなり含まれるだろう。敢えて粗削りにした箇所もあり、また私見が必ずしも正解だとも思っていないので、議論の叩き台にしてもらえれば、と思っている。内容の責任はすべて私一人にある。

二点目は「日常」という視点から生命倫理を見た点にある。なぜ日常なのかについては、あとがきに書いたが、要は、生命倫理の諸問題が医学・医療関係者だけのものではなく、ごく一般的な人々、普段は医学・医療のことを考えないで日常生活を過ごしている人々にも無縁ではないことを強調したかったからである。とかく閉じた領域で議論されやすい問題を社会全体に開こうとしたと言ってもいい。だから本書は、医学・医療の専門家に向けては書いていない。読み物として気軽に読んでいただければ嬉しい。

三点目は、低線量被曝の問題を扱った点だ。生命倫理学関連の書籍にこの問題が取り扱われていることは、まずない。しかし、三・一一後を生きる日本人にとって、低線量被曝は避けて通れない問題であるはずだ。それはまさに日常で起きている、現在進行形の課題であるからだ。どのように取り上げればよいのかの定石はまだないが、この問題について探究を深めていく中で、逆に、生命倫理学が見落としてきた領域を掬い上げられればという思いで第七章に組み入れた。

以上を念頭に置きながら、生命倫理の諸問題をこれから一つずつ考えていこう。なお、主要参考文献は本文で直接言及したものだけに限って記載している。

目次

日常のなかの生命倫理

——最後に守るべきものは何か

第1章　死ぬとはどういうことか

1　死を語るということ

死を語ることには、どうしても気恥ずかしさと戸惑いがつきまとう。というのも死は、ある意味、あまりにも自明な事柄である一方、あまりにも我々は死について知らなさ過ぎだからだ。死には、相矛盾する性格が原理的に伴っている。

「人間のみならず、すべての生物が死ぬ」ことは、紛れもない自然科学的事実であって、おそらく物心がつけば誰もが理解していることだろう。幼少の頃に自分の掌のなかで徐々に弱り、そして動かなくなっていく昆虫や小動物を肌で感じながら、人は死がどういうものなのかを少しずつ学びとっていく。あるいは、身内や友人の死に接し、その死がニュースで情報として流される死とまったく違った重みを持つことに打ちのめされ、泣きながら死を学び取るかもしれない。

小学校の低学年の頃であっただろうか、私の父方の祖母が亡くなった。ランドセルを買ってもらってから間もなくのことだったように思う。訃報を受け、祖母の住む家に両親と行くと、すでに大勢の人が集まっている。小声のざわつきのなかに、一人、祖母だけが部屋で寝ていた。いま思い返しても、その姿は実に自然だった。自然でなかったのは顔にかけられた一枚の布だけだった。祖母は、いくら時間が過ぎても、一向に布を追い払おうとしない。邪魔ではないのだろうか。それが、こども心に不思議でならなかった。布をとってみたくもなったが、恐くてできなかった。仕方なく、親戚のこどもと一緒に、わざと祖母の耳元で大きな音を立てながら走り回り、祖母を目覚めさせようとしたが、逆に注意されたのを覚えている。

昆虫、小動物、そして祖母に訪れた現象が「死」と呼ばれる共通のものであり、それはどんな生物でも避けられないことを理解するようになるにつれ、その現象がいつか自分にも訪れることを悟って震え上がった。これほど恐ろしいことが将来自分には待ち受けている。しかし、それは自分だけではない。すべての人間、すべての生物に訪れるのだ。なのに、どうして大人は平然と日々をやり過ごせるのだろう。夜、一人でいると、そんな疑問と言い知れぬ不安が自分を包み込み、なす術もなく悩まされていたのだが、その度ごとに「まだ先のことだから」という理由で自分を納得させ、気がつけば自分もいつしか大人になっていた。

死を語ることは、そのような大人のままでいることを一時的にやめろと要求してくる。初めて死の恐ろしさに触れたときの、こどもの気持ちに立ち返ることを求めてくる。だから、気恥ずかしいのだ。大人が、自明とされる死についていまさらながら考え、悩むのは、自分の成熟していない様をさらけ出すかのようで、照れくさい。だが、おそらく死だけではない。哲学的な問題のほとんどは、例を挙げるならば、「私は何であるのか」「どうして世界はあるのか」「生きるとはどういうことか」「死んだらどうなるのか」といった哲学的な問いは、まともに格闘するのがどうも恥ずかしいとされているのである。おそらく、哲学は成熟したらできない。こどもでないとできない。その意味で死は、すぐれて哲学的な課題だといえるだろう。

ところで、こども心に返って、改めて死について考えてみると、実は死について我々はほとんど何も知らないという現実を目の当たりにする。例えば、「自同律の不快」をテーマにして、壮大な形而上学的小説『死霊』を書いたことで知られる埴谷雄高（1909-97）は、死と生について次のようなことを言った。

死んだものはもう帰ってこない。生きている者は生きてることしか語らない。

（『永久革命者の悲哀』）

そう、いままで人類によって、死について語られ、書かれてきたすべての言葉は、霊媒などの特殊な事例を除けば、すべて生きている者が語ったことに過ぎない。天国や極楽についての記述も、地獄についての記述も、みな生者が残したものである。彼らは生きている以上、まだ死を経験していないのだから、語られ、書かれたことはすべて推測の域を出ないはずだ。それらは、しょせん、生者の感じる死のイメージに過ぎない。だから、厳密に言えば、彼らは死を語っていない。埴谷の指摘するように、ただ生を語っているに過ぎないのである。

孔子はその点を十分に心得ていた。それを端的に表すのが、『論語』のなかの、あの有名な一節である。


曰わく、敢えて死を問う。曰わく、未だ生を知らず、焉んぞ死を知らん（曰敢問死、曰未知生、焉知死）（『論語』先進第十一の十二）

孔子が「死とは何か」と季路に問われ、「いまだ生のことも十分に知らないのだから、どうして死のことを知ることができようか」と答えた箇所である。言われてみればその通りなのだが、生のことを知らなければ死のことを知ることができないならば、死を知っていると主張できる人間は皆無ではないだろうか。

孔子は、ここで、生と死を対照させているが、両者が本当に対照的かどうかはそれだけで検討すべき課題である。例えば、仏教では「生老病死」という四苦が説かれるが、「生まれること」「老いること」「病むこと」は、生きているが故の苦しみである。「死ぬこと」も厳密に考えれば「死につつある（dying）」ことの苦しみであろうから、やはりこれも生きているが故の苦しみに他ならない。となると、生きていることが苦しいのであり、それ以上でもそれ以下でもないことになる。生と死は、対照的かもしれないが、おそらく対称的ではない。両者を正確に比べられるためには、少なくとも、生きている者が一度は死に、そして再び生き返ったうえで、生と死を比較検討してみなければならないないだろう。でもそれは不可能だ。結局、生者が生の範囲内で生を語っているに過ぎない。それはまるで、外国に一度も行ったことのない人間が、外国と日本を比較する視点も持たずに、「外国とはこういうところなんだぞ」と知ったかぶりするような高慢さに通じていないだろうか。

どれだけ生者の知恵を寄せ集めても、死は原理的に語りきれない。この世に存在しているのは、死についての素人・未経験者ばかりだからだ。もしかしたら、人間が死を語ること自体が、矩《のり》を踰《こ》えたことなのかもしれない。だが、その無謀な試みを過去の哲学者は果敢にしてきた。ここはひとつ、しょせん哲学はこどものすることだからと許してもらい、まずは哲学者の考察を導きにして、死について考えてみることにしよう。

2　哲学における死

古代ギリシアで始まった哲学は、二〇〇〇年以上の歴史を持っている。キリスト教よりも古い歴史を持つ学問だ。その二〇〇〇〇年以上前から、哲学者が死について考察したものが残されていることをみると、どうやら死は、古来、人間の変わらぬ関心事だったことが窺える。

いや、それればかりではない。有名な話であるが、新人である人類(ホモ・サピエンス)だけではなく、旧人のネアンデルタール人に、すでに、死者を悼み、弔い、埋葬する風習があったという研究がある(『シャニダール　洞窟の謎』)。

人類学者のソレッキによると、イラン北部のシャニダール洞窟を調査していた時に発見したネアンデルタール人の化石は、無造作に置かれたものではなく、明らかに人為的に整然と並べられていたという。さらに骨の化石の周囲では、花粉の化石も一緒に見つかったが、その花粉は洞窟内では決して自生しない類いの花であったため、仲間を弔うためにに洞窟外部からわざわざ持ち込まれたのではないか、と推測されている。

となると、死は人類だけの問題ではなくなる。このことは、歴史からそう言えるだけではなく、動物の観察からも言える。チンパンジーでは、こどもが死んでも、その子がミイラ化するまで毛繕いなどをして愛情を示したり、まるで死んだ子の齢を数えるかのように、母親がその子を背負い続けるという報告がある。ゾウも仲間の死に対して特別な行動をとるという。私は動物でも死を悲しむことは十分あるだろうと思っているが、ただこればかりは、言葉が通じないため、死を理解しての行為なのか否かを判断するのは難しい。動物たちに「悲しいのか」と尋ねることはできないので、彼らの本当の気持ちを知ることはできないし、もしかしたら人類が過剰な想像をして、動物の一連の行動に「弔いの行為」という意味を読み込んでしまっているのかもしれない。

哲学の話に戻ろう。古代ギリシアの哲学者ソクラテス（B.C.469頃-399）は、「哲学は死の練習である」（『パイドン』）と述べた。ソクラテスは、魂（プシュケ）は不死であり、それは輪廻転生のように何度も生まれ変わると考えていた。つまり、肉体（ソーマ）はしょせん仮のもの・一時的なものであり、真の自己は、肉体ではなく、魂そのものにある。ゆえに、魂が肉体から離れるということ、すなわち死ぬことは、魂にとっては決して否定的なことではなく、むしろ真の自己を回復することに他ならない。死はすべての終わりではなく、悪いことでもないのである。しかし、現実の世界では、我々はみな魂と肉体が結びついた形で生きているのだから、あらん限りの想像力を駆使して、魂が肉体を脱する予行練習をしておく必要がある。それが死の練習をすること、つまり哲学をすることである。現実界とは異なる世界に理想を見ようとするソクラテスの態度は、プラトンのイデア論にもつながるものであるし、キリスト教的な死生観にも似ている。

同じ古代ギリシアの哲学者でも、エピクロス（B.C.342/341-271/270）の死に関する考察は、一風変わっている。死ぬことは恐いことではなく、何の問題でもない、と言い切っている。引用しよう。

死は、もろもろの悪いもののうちで最も恐ろしいものとされているが、じつはわれわれにとって何ものでもないのである。なぜかといえば、われわれが存するかぎり、死は現に存せず、死が現に存するときには、もはやわれわれは存しないからである。そこで、死は、生きているものにも、すでに死んだものにも、かかわりがない。生きているもののところには、死は現に存しないのであり、他方、死んだものはもはや存しないからである。(『エピクロス　教説と手紙』)

要するに、こういうことだ。「死は怖い」「死ぬのは恐ろしい」と日常生活の中で我々は感じたりするが、そのように感じられるということは、生きている証拠であるから、死について悩む必要はまだない。そして死が訪れた時には、「怖い」「恐ろしい」と感じる主体がいなくなるのだから、そのように感じることさえできなくなる。よって、死は生きている者にとっても、死んだ者にとっても取るに足らぬ些事だ、というのである。

エピクロスの主張は、かなり死について的確な指摘をしているように思われる。もしこの見方が正しいのならば、死を経験することは原理的に不可能だ。何かを経験するというのは、経験する主体が生きていることが前提であり、その主体が見たり、聞いたり、味わったりなどして、新しく何かを取り入れることだろう。だが、死を経験するその時、主体そのものが死んでいるのだから、五感がすでに働かない。死を見ることも、死を聞くことも、死を味わうことも人はできない。死は経験を超えたものであり、それは形而上学のとば口にあるものということになるだろう。

だがそうはいっても、エピクロスの考える死は、想像の上では正しいかもしれないが、どこかで死の重要な何かを捉え損なっているようにも感じられる。おそらくそれは、生と死が惹起する諸問題をすべて二者択一的なものに落とし込めてしまっている違和感ではないか。排中律への違和感とも言える。「われわれが存するかぎり、死は現に存せず」というのは正しいとしても、その現に存しない死を現に存する我々が先取りして、恐がり、悩むことは誰もが経験することだろう。死がヒタヒタと背後から忍び寄ってくるのを感ずるとき、「死はまだ現に存していないから大丈夫」と声を掛けられても、それで安心できる人はそう多くはない。

例えば、心筋梗塞や脳出血などで瞬時に意識を失い、急死するのならば、エピクロスの主張も理解できる。ああ自分はいま死ぬんだなぁと気付くときというのは妙な表現であるが、ただちに死ぬのであれば死はさほど怖くないはずだ。そもそも、自分が死ぬことを意識しないで死ねるのならば、いつ死んでも怖くはないだろう。縁起でもない話だが、たとえ今晩寝ている間にそのまま息を引き取れるのであれば、本人は死んだということさえわからないから、そこに怖さはない。それは、今晩であろうと、一カ月後であろうと、数十年後であろうと変わらない。

問題なのは、誰もがそのように死ねるわけではないし、そのような死を望んでいるわけでもないということだ。齢を重ねれば、人は当然ながら、自分に死期が近づいていることは頭で理解するし、また、重篤な病名を告知されれば余命いくばくもないことを悟るが、そのことよりも、死期までの残された時間に「死ぬ瞬間とはどのようなものなのか」「死んだらどうなるのだろう」などと、あれこれ想像してしまうことに怖さの本質はある。だから、大人は日常生活では死の思考について蓋をするわけだろう。

死を敢えて考えないのは大人の生きる知恵ともいえるが、それはダメだと説いたのが、近代ドイツの哲学者ハイデガー（1889-1976）である。ウィトゲンシュタインと並んで二〇世紀哲学者の二大巨頭といわれるハイデガーの『存在と時間』は、多くの大人にとってはなぜいまさらそれを問うのかも不思議な「存在とは何か」という問いを正面切って論じた大作として世に知られているが、存在を問うなかで、死の問題が大きな主題としてクローズアップされている。

ハイデガーは、人間が日々死のことを忘れている有り様を「頽落《たいらく》（Verfallen）」という独特の言葉でもって批判した。死の忘却は、大人っぽい態度のはずだが、よくないことだというのである。ハイデガー哲学には、ドイツ語で読んでも難解な独特の造語が次から次へと繰り出され、多くの人はそれだけで閉口するが、ここは少しだけ我慢してもらおう。

ハイデガーはまず、人間のことを「人間」と素直に呼ばず、「現存在（Dasein）」と呼ぶ。そして、死は「もはや現存在しえないという可能性」であり、「もっとも固有な、（他の現存在との）関連を欠いた、追いこすことのできない可能性」として「そのつど現存在自身がひきうけなければならないもの」（『存在と時間』）だと主張する。要するに、まだ死は誰にとっても訪れていないものであるから、今はまだ一つの可能性に過ぎないわけだが、しかし、いつかは必ず自分自身に死が訪れることを誰もが自覚しなければならないというわけだ。

ここから有名な「死へと関わる存在（Sein zum Tode）」という規定が導出されてくる。これは人間独自のあり方を述べたものである。ドイツ語のSeinとは「存在」、Todeとは「死」を意味し、zumは英語のto theに相当するため、英語に直訳すれば“Being to the Death”となる。この“to”が実に巧妙で、「……へ向かう」という意味と「……に対峙する」という意味の二つが込められていると解釈される。つまり、人間は、時々刻々と自分の死に向かっていることを理解しながら、その死と向き合って生きることができる存在なのだ、ということになるだろう。

ハイデガーの指摘する頽落的状況は、確かに、現代では個々人がそうであるか否かを越えて、社会現象として起きている気がする。現代の日本で、病院で死ぬ人の割合は八割を越えるが、病院で死ぬことによって、家族の死に目や死につつある姿に接する機会はほとんどなくなってしまった。その意味で、病院は死を日常の視線から離し、隠すための社会的装置でもある。

マスコミも死を隠そうとしているように見える。私の記憶が定かであれは、昔はまだ、雑誌などに死体の写真が掲載されることがあったが、今ではほとんど見られなくなった。東日本大震災では二万人近い人が亡くなった。それだけの人が亡くなっているということは、記者が現地を取材すれば必ず遺体に遭遇することを意味するが、遺体の写真が雑誌に掲載されることはほとんどなかった。ハイデガーがもし生きていたら、人間が死ぬのは必然の理なのだから、死体を隠蔽する必要などない、と説くであろうか。いや、死体と死は異なるのであり、死体が問題なのではない、と説教される気もする。

ところで、エピクロスにせよ、ハイデガーにせよ、彼らの取り上げる死には共通した面がある。それは自分の死、すなわち、一人称の死をベースにして、死の論考が重ねられているという点だ。だが、死は自分だけの問題ではなく、一人称の死よりも他者の死のほうが重要ではないか、と喝破した哲学者がいる。フランスの哲学者ジャンケレヴィッチ（1903-85）である。

ジャンケレヴィッチによれば、一人称の死は、ただ一度きりであり、すでにみてきたように経験不可能なものとしてある。一方、いまこうしている間にも、世界のどこかで誰かが死んでいるが、それらの死に逐一人は心を煩わされたりはしない。そのような死は三人称の死である。その三人称の死と一人称との死の間に、二人称の死がある。

二人称とは、親しい者、近しい者のことだ。その二人称の死、例えば伴侶の死、親の死、こどもの死、兄弟の死、恋人の死、そして親友の死などに人は出くわしたとき、それが他者の死であるにもかかわらず自分の死であるかのように嘆く。ジャンケレヴィッチはこのような喩を使って二人称の死の特別さを説明している。風の強い日、眼に埃が入り、眼を開けることもままならなくなるほどの痛みを覚えることに似ている、と。それは自分にとっては大問題であるが、世間一般からすれば、ニュースにもならないことなのだ、と。親しい者の死は、その関係者にとっては特別だが、世間から見れば単なる三人称の死に過ぎない。

その二人称の死を経験することで初めて、人は死の悲しみや痛みというものを実感し、そこからいつか自分も死ぬということ、つまり、一人称の死を類推していくのではないか。ならば、一人称の死よりも二人称の死の方が常に先行しており、かつ、その死は我々の人生観を時に変えてしまうほどの影響力を持ち、確実に経験される死なのだから、真の哲学的問題は二人称の死ではないか、とジャンケレヴィッチは言うのである。一人称の死は経験不可能だが、二人称の死は、他者でも自分でもない、微妙な距離をもって経験される死である。

哲学において死がいかに考えられてきたかを概観してきたが、どうも哲学者は死を人間特有の問題として扱う傾向が強いように感じられる。確かに、ネアンデルタール人やチンパンジーでさえ死を意識しているかもしれないが、死を文学や芸術にまで高められるのは人類だけなのだから、死が人類固有のものだという考え方には共感できる。が、だからといって死はやはり、すべての生物に共通する自然現象なのではないか。そこでまず自然現象としての死について考察し、そこにおいて「自然ではないもの＝不自然なもの」が何であるかを見極めてみることにしよう。

①全器官が正常に機能（健康な生）→ ②特定器官の機能障碍（病気・怪我）→ ③特定器官の不可逆的な機能障碍

→ ④全器官の機能不全 → ⑤全組織の細胞死

↑

火葬

図表 1-1　連続的変化としての死

3　自然現象としての死

すべての生物は死ぬ。生まれてきた以上死ぬのは定めであるが、では、自然現象として死を捉えるということは、いかなることを意味するのだろうか。

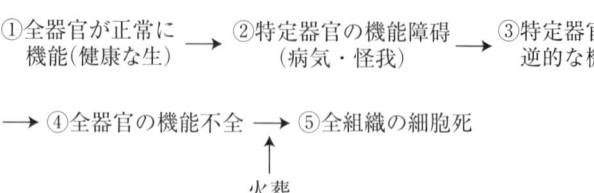

それは、図表一－一で示されるような連続的変化で捉えることを意味している。全器官の機能が正常に維持されている状態（①）を「健康」と呼ぶのであれば、特定の器官の機能障碍（②）は病気や怪我である。例えば、腎不全、肝不全や骨折などはここに当てはまるだろう。この段階で適切な処置を施せば、もちろん完治する。だが、その障碍が進行すると、病気や怪我はもはや治らなくなってくる。これが、特定器官の不可逆的な機能障碍（③）である。

ここまで至ったとしても、生物として生きていく上で支障がないこともある。例えば、進行した胃ガンになってしまい、胃を全摘したとしても、生きられる。壊疽により手足が使えなくなれば、その器官は死んでおり、日常生活で不自由を強いられるであろうが、生きることは可能だ。だが、不可逆的な機能障碍を起こした器官が仮に脳や心臓だとしたならば、それらが停止した段階で一般的には「死んだ」とみなされる。すると、次に待っているのが葬式であり、最終的に、火葬となり、骨となる。もちろん土葬もあるが、ここではいま火葬としておこう。

肝腎なのは、以上の変化には続きがあるということだ。つまり、③で終わりでは決してない。たとえ脳や心臓が不可逆的に停止したとしても、全器官の機能不全（④）までには少し時間がかかるし、すべての組織の細胞死（⑤）が訪れるのはさらにその先のことになる。心停止後でも、細胞はすべて死んでいないため、髪や髭、爪などが伸びたりすることはよく知られている。精子は、心停止してからも三日くらいは体内で活動し続けると言われている。人の身体は、一般的には、器官、組織、細胞の各レベルで徐々に機能障碍が生じ、それらが拡大し、それらの不可逆的な機能停止を経て、さらに少しずつ腐敗していくのであり、その過程が死だ。

要するに、死は連続的な変化であり、時間的な幅をもった概念であるが、我々はどうしても死についてそれが瞬間的に訪れるイメージをもっている。これはおそらく医者の「ご臨終です」の一言をもって死が宣告され、家族がドッと泣き崩れるイメージに重ね合わせてしまうからではないか。だが厳密に考えればわかるように、医者の死亡宣告と同時に死ぬのではない。脳や心臓の不可逆的な機能停止は、必ず医者の死亡確認より前に訪れていなければならないため、医者は、その意味で、すでに機能停止したことを後から確認しているにすぎない。医者が心臓停止、呼吸停止、瞳孔散大を確認した時点をもって死とするのは、社会制度的なことであるから、制度上の死は瞬間的だといえるかもしれないが、自然現象として考えた場合には、それは当てはまらないということだ。

自然現象として死を捉えるということは、図表一－二のように特異点を設けず、なだらかな下り坂を降りていくイメージで理解したほうが適切だろう。人間社会を念頭に置いているから、このことは理解しにくいのであって、例えば野山に生きる小動物がどのようにして死んでいくのかを考えるならば、怪我などから次第に弱り、ついには動けなくなり、息が絶え、腐敗していくのを誰もが想像するはずだ。この一連の流れが死なのであり、息が絶えた瞬間だけが死ではないはずだ。

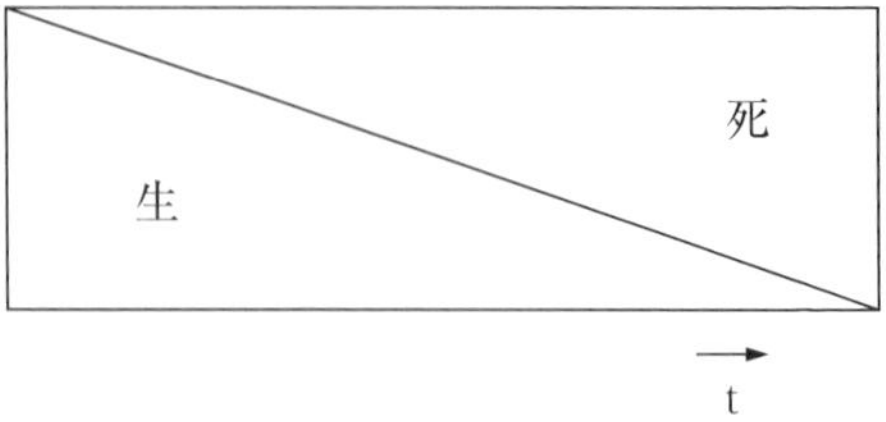

図表 1-2　自然現象としての死のイメージ

そもそも人間は、生きていれば、どこか具合の悪い箇所くらい、誰だっていくつかある。「一病息災」の通り、何らかの病気を抱えていた方がかえって長生きすることもある。むしろ「無病息災」のような、まったく病気のない人の方が稀に違いない。ならば、我々は、生まれてからこのかた、つねに小さな死を身体内部に宿しながら生きていると理解した方が理に叶っている。死は、つまり、生まれた時にすでに始まっている。多くの人は、それに気づいていないだけだ。

生と死を比較してみれば、生は不安定であり、圧倒的に死の方が安定しているのだから、死は生物を安定した方向へと追いやろうとする。それに逆らうことが生きることに他ならない。だが、その死はやがて増幅し、生には必ず勝利する仕組みになっており、脳や心臓の機能を止めた後でも、なお進行を止めない。やがて骨になり、土に還ったところでやっと死は完結するのである。

かつて俳人、歌人、エッセイスト、劇団主宰者として時代を挑発し続けた寺山修司は、亡くなる直前に、次のような詩の一節を残している。「昭和十年十二月十日にぼくは不完全な死体として生まれ何十年かゝって完全な死体となるのである」（「懐かしのわが家」）。寺山は詩的なレトリックとしてこの一文を書いたのだろうが、これはまさに自然現象としての死を謳ったものと解釈しても構わないだろう。

ところが、現代の社会において、死はいま述べたようには受けとめられていない。図表一－三のように、ある段階で截然と生死を区切るのが通例だろう。となると、この区切り方、線引きこそが人為的であり、不自然ではないか。火葬が人為的なものであることは誰もがすぐに理解するが、心臓死や脳死といった考え方も、実は人為的である。飼い猫の心臓が止まった時に、飼い主はその時点をもって「死んだ」と考

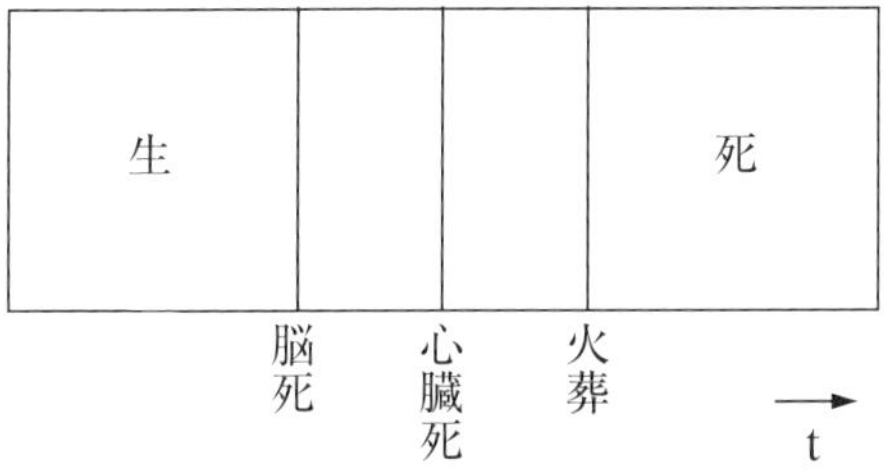

図表1-3　現代社会の死のイメージ

えるが、それは人間社会で最も一般的な「心臓死をもって死とすること」を猫にも投影し、人がそれで区切ろうとするからだろう。猫の社会にそのような区切りは存在しないし、その猫が人知れず山の中で死ねば、先ほども述べたように、そこでただ弱り、朽ちていき、土になるだけである。

ならば、なぜこのような不自然な、つまり、人為的な区切りに我々の思考は馴染んでしまったのか。それはおそらく、日本で言えば、明治期以降に戸籍がつくられ、「死亡診断書（死体検案書）」とともに「死亡届」を役所に提出することが義務付けられ、そこに「死亡したとき」を何時何分まで正確に書かなければならなくなったこと、そして、公衆衛生上の観点から火葬が一般化したことが大きいのではないかと考えられる。疫病に襲われ、町の中に死体がゴロゴロ転がっていた時代には、もっと火葬の先にも死の続きがあることが当たり前のように受けとめられていたことだろう。

お寺に行くと、九相図という仏教画を拝観できることがある。九相図とは、死、というよりも死体が、どのような過程を経て腐敗していくのかを九枚の絵で描いたものである。絶世の美女で知られた小野小町のものが殊に有名であるが、元気で若い時分はもてはやされた小野小町でさえも、死には勝てず、少しずつ腐っていき、醜い姿をさらけ出し、最後は骨になるという条理を仏教は諭し示している。その仏教ではいまでも、通夜、葬式、初七日から四十九日という形で、人の魂はゆっくり成仏していくと考える。

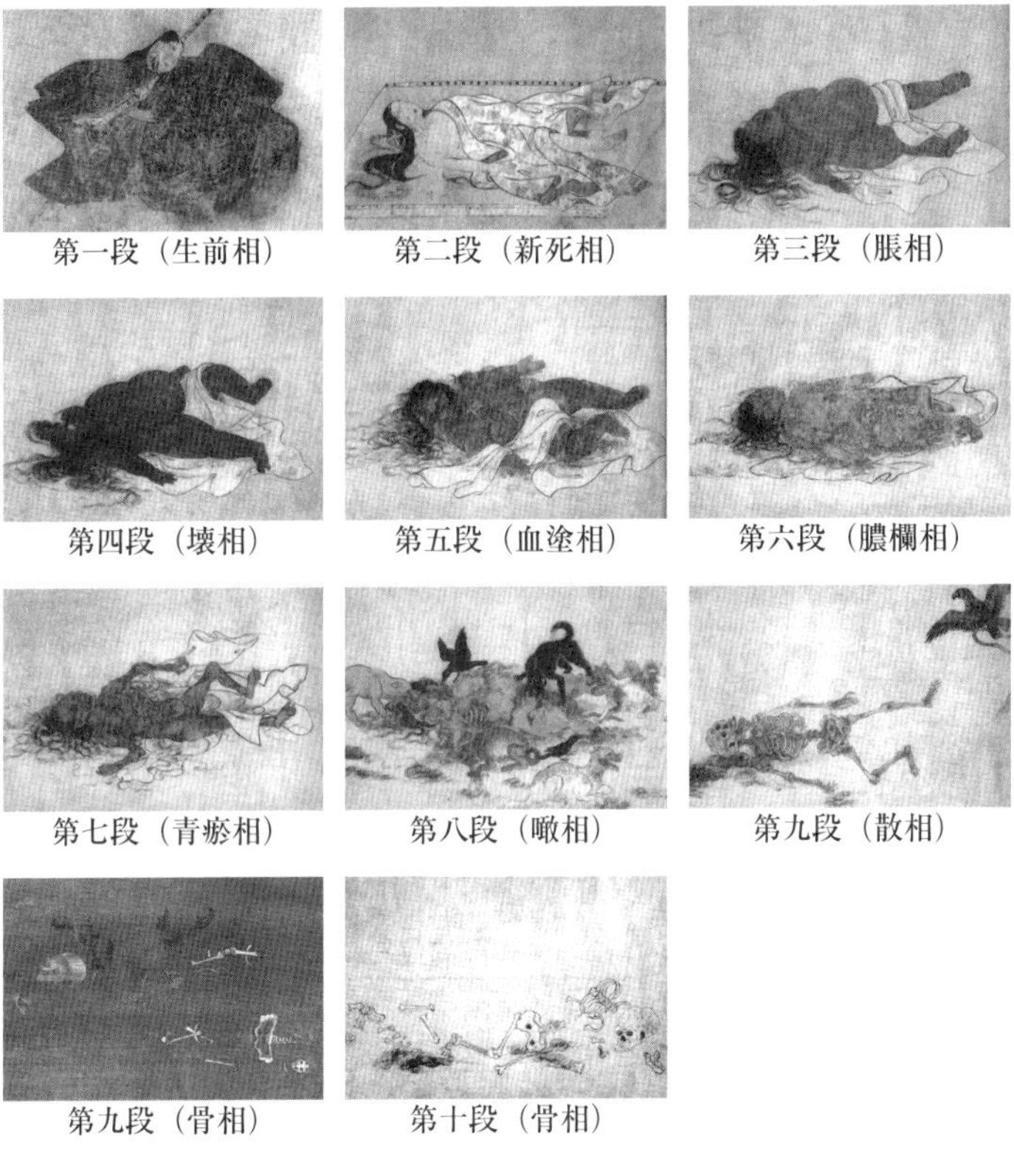

図1-4　九相図

（『九相図資料集成』より）

　火葬が当たり前になった現代を生きる我々は、死体が腐乱していく過程を目にすることは滅多にない。しかし、実は、法医学の分野では、研究が行われている。テネシー大学には「ボディ・ファーム（Body Farm）」と呼ばれる農場がある。ここで言われる「ボディ」とは身体のことではなく「死体」のことだ。死体を戸外に放置し、それがどのように変化していくのかを観察研究しているのだ。日本では、さすがに人間の死体では研究していないようだが、豚の死骸を青木ヶ原樹海に放置し、腐敗過程を観察した研究はある。

なぜこのような研究が必要かといえば、例えば殺人事件などによって、遺棄された死体が見つかった時、死後何日くらい経過しているのかを正確に知る必要があるからだ。死体には、死後の経過日数、腐敗の度合いによって異なる昆虫がたかる。そのデータを基にして、法医昆虫学では、死体にたかる昆虫の種類、数、脱皮回数などを考慮しながら、死亡時刻を逆算するという。また、「カスパーの法則」と呼ばれる法則があり、死体を地中に埋めるよりも死体を地上に放置した方が腐乱の進行は八倍速く、死体を水中に沈めるよりも地上に放置した方が二倍速いということがわかっているらしい。殺人犯は、隠蔽のために、死体を土中に埋めようとするだろうが、実は、埋めてしまうとかえって腐敗の進行は遅くなり、埋めない方が八倍も速いわけだ。

ところで、自然現象としての死を考えるならば、生物学を参考にすればよいではないか、と思われるかもしれない。生物は必ず死ぬ以上、生物学にとって死は欠かせない。だが、残念ながら、どの生物学の教科書を開いてみても、死に関する記述は極端に限られている。だいたい取り上げられているのは、「アポトーシス（apotosis）」と「ネクローシス（necrosis）」くらいだ。アポトーシスとは、遺伝子によって予めプログラムされた死であり、オタマジャクシの尾の消失などが例として挙げられ、ネクローシスは外傷や火傷などによる壊死と説明されている。

これらの死は、基本的に、細胞の死である。それ以外の死については不思議と何も書かれていない。生物学は「生物（bio）」の学であって「死物（necro）」の学ではないのだから当然だろう、という反論が聞こえてきそうだが、どうも理由はそれだけではないようだ。

現代の生物学では、通例、生物は次のような階層性をもつものとして理解される。

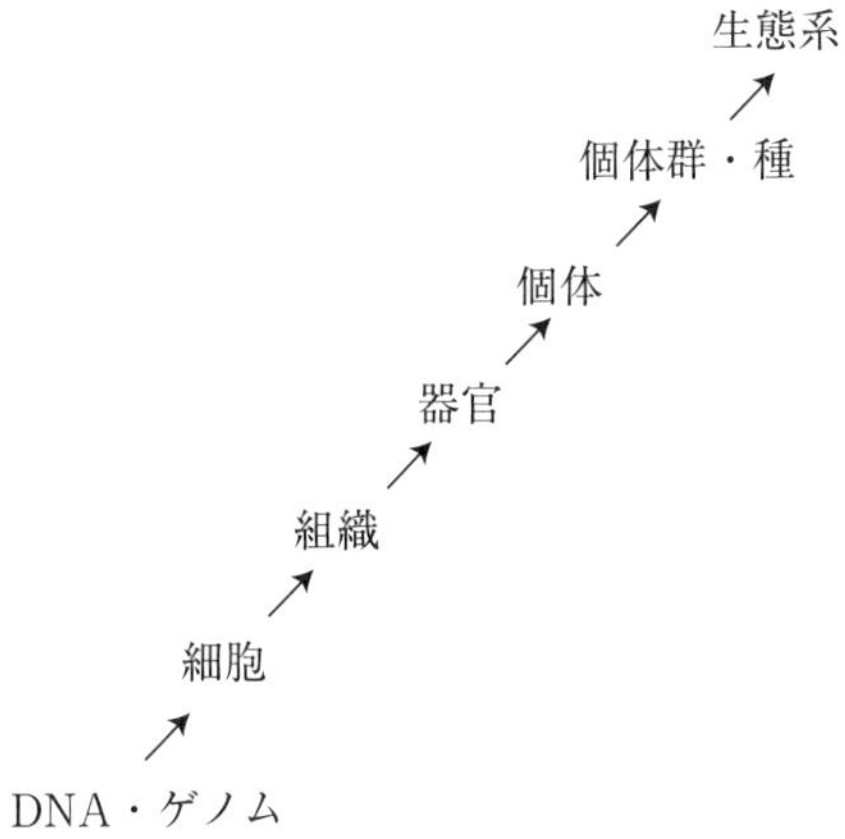

図表1-5　生物の階層性

この図を参考に考えてみよう。すると、ゲノム・DNAのレベルでは、「死」という概念自体が成立し得ないことがわかる。それらは死ぬのではなく、親から子へとつねに引き継がれていくものだからだ。また個体群や生態系のレベルでみても、死はさほど問題にならない。すべての個体群が絶滅するならばともかく、いくらかの個体が死滅しても、他の個体によって子孫が遺されていけば、それだけで十分その群は存続されるからである。大勢のこどもが、例えばアリの巣を見つけて、面白半分にアリをたくさん踏みつぶしても、そのアリの巣はさほど影響を受けやしないだろう。アリの巣自体は、そんな個々のアリの死には構わずに、立派に生き永らえている。つまり、通常、我々が「死」と聞いて考えるのは「個体の死」であるが、生物学的に考えると、個体だけが特別な意味を持つ理由はないのである。個体が階層全体の中心ないし主体である理由も実はない。だから、R・ドーキンスのように、個体は遺伝子の乗り物に過ぎず、むしろ遺伝子が主役だという発想も生まれてくるのではないか。

死ぬことは自然現象である。生物共通だ。しかし、もしそのように死を捉えるならば、死を瞬間に落とし込めることも、生と死を截然と区別することも、さらに個体の死だけを特別に扱うことにも、意味はない。逆な言い方をすれば、以上のような問題は、すべて人間が人為的につくりあげた問題なのである。

4　なぜ人は、死を悲しみ、怖がるのか

「すべての生物が死ぬ」ことを頭で理解していても、人は自分が死ぬことはどこかで遠い、他人事だと思っている。「ついに行く道とは　かねて聞きしかど　昨日今日とは思はざりしを」（『伊勢物語』第一二五段）という在原業平の詞は、死がある日突然自分の眼の前に迫った驚きを言い表したものだが、この驚きは一〇〇〇年以上たったいまもなお繰り返されている。ということはつ

まり、他者の死から学ぶのがいかに難しいかだ。

しかし、なぜ近しい者の死は悲しく、そしてなぜ死ぬのは怖いのだろうか。このことは、人類史上変わらぬ、普遍的なことなのだろうか。

試しに、ヨーロッパの中世と比べてみよう。ヨーロッパ社会では何度かペスト（黒死病）が流行を繰り返し、ペロポネソス戦争真最中のアテナイやユスティニアヌス帝の東ローマ帝国などを壊滅的な状況へと追いやってきたが、なかでも一三四八年の大流行はヨーロッパ人口の三分の一が死んだと伝えられるほどの規模だった。ペストが、ノミの保有する「ペスト菌」という細菌によって引き起こされることが発見されたのは、十九世紀末、北里柴三郎とイェルサンによってのことだから、当時の人々は、次から次へと皮膚に黒色の斑点ができて死んでいく仲間を横目に、次は自分だ、と覚悟したに違いない。

もちろん人間の死亡率はいつの時代でも一〇〇パーセントなので、その意味では、昔も今も死に対する悲哀や恐怖に変わりはないだろうが、治療という点では大きな違いがあった。当時の医者ができることは、現代と比べるとかなり限られており、抗生剤や抗ウィルス薬はなかったので、感染症に対してはほとんどなす術がなかった。感染者を隔離するくらいが関の山である。当時、感染症の原因は、「瘴気《しょうき》（miasma）」と呼ばれる、悪い空気なのだと考えられており、それが体内に入ってしまうと、血が汚れるということで、身体内部の血を外部へ出す瀉血《しゃけつ》が行われたが、何の効果もなかっただろう。医者でも感染症を治せないとなると、最後に頼るのはいつの時代でも宗教だが、教会も医者同様にまったくの無力であった。そのことで権威が失墜し、長い中世が終わったとされている。この時代、寿命も短く、死はいまよりももっと身近な存在であった。

そのペスト大流行の頃から「メメント・モリ（memento mori）＝死のことを忘れるな」という言葉がしきりに説かれ始めた。また「死の舞踏」と呼ばれる、骸骨が滑稽に踊る絵が好んで描かれていった。その骸骨には、生前の身分や職業がわざとわかるように描かれているものがある。要するに、死は貴賎に関係なく平等に訪れ、それがいつなのかは誰もわからないのだから、そのことを意識しながら日々を生きよという教訓なのだろう。ここだけ取り上げれば、ハイデガーの主張に近似しているように思われる。

ペスト大流行後の中世文学に、死を題材にした興味深い作品がある。ヨハネス・フォン・テープルの『ボヘミアの農夫　死との対決の書』という書だ。一四〇一年のこと、ボヘミア（チェコ）に住む、ある農夫が、自分の愛妻が急死したことに憤慨して、自分が原告となり、死を被告にして告訴し、裁判をするというストーリーである。裁判官は神である。なんという大胆な設定なのだろうか。裁判では、両者がそれぞれの尤もな言い分をぶつけ合うのだが、残念ながら結論ははじめから見えている。裁判官の神は、最後の最後でこう告げる。「原告よ、汝は栄誉を受け取るがよい！　死よ、汝は勝利を受け取りなさい！　人は皆、生を死に、肉体を土に、魂を私に返す義務がある」と。

この引用だけで何か結論めいたことを言うのは危険だが、死を日々肌で感じざるを得なかった中世の人々でさえ、近しい者の死には感情を大きく揺さぶられていたことが理解できる。むしろテープルを読む限り、その感情は現代よりも強烈だ。どうやら人間は、死に慣れることはできず、悟りをひらくのは至難の業のようである。

ただ、少し冷静になって考えてみれば、例えば伴侶が死んでしまったあと、いくら嘆き悲しんでも、その伴侶が生き返るわけではない。同様に、自分が死ぬのを怖がっても、どうすることもできない。死を前にして、絶対的に、人は無力である。そんなことは百も承知のはずなのに、なぜ嘆き、悲しみ、祈るのだろうか。

私は、すべての原因は想像力にある、と考えている。

近しい者が死んだという現実は、あるいは、自分がいつか死ぬという現実は、抗っても仕方なく、淡々と受け入れていくしかないものである。それは何も死だけではない。入試に落ちた現実でも、恋人に別れを告げられた現実でも同じことだ。現実はどんな強烈な感情も丸のみにして、ただ滔々と流れていく。それだけのことだ。

にもかかわらず、人間が他の動物よりも強く悲しみ、強く怖がるのは、その現実に対して「……だったならば」「……をしておけば」という非現実を想像するからではないか。つまり、死んだ

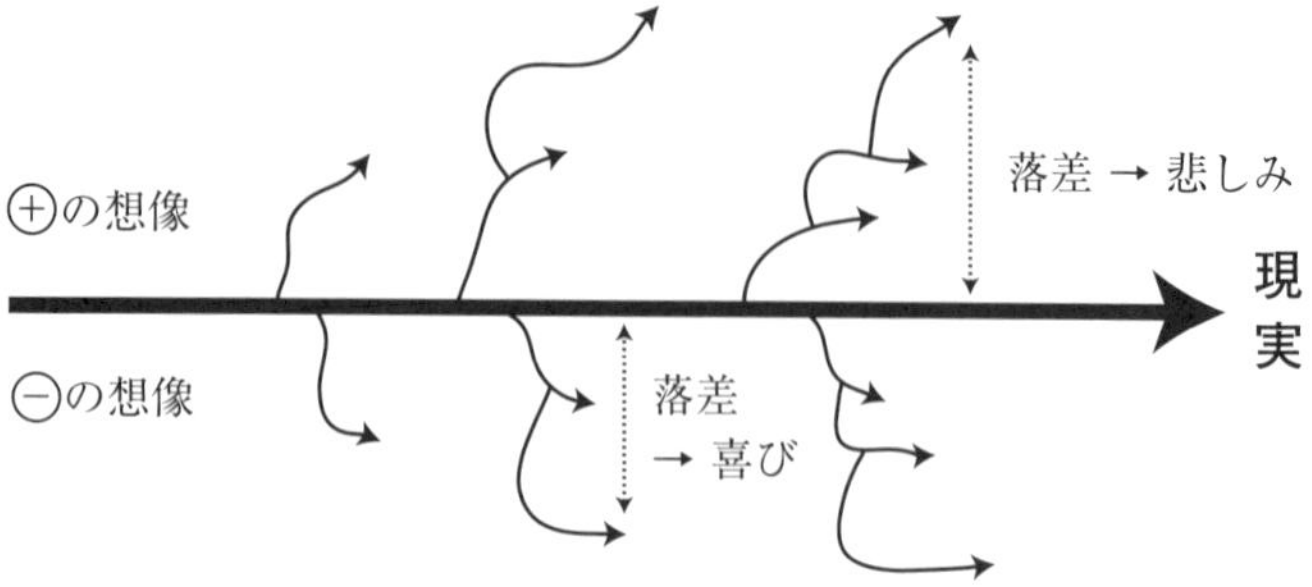

図表 1-6　現実と想像のイメージ図

という現実に対して死なずに済んだという非現実を想像するから、悲しいのではないか。入試も同じだ。落ちたという現実は、実力が足りなかったことを意味し、確《しか》と受けとめる以外仕方のないものだが、もっと勉強すれば合格したという非現実を想像すると、途端、後悔の念に苛まれる。恋人に別れを告げられ泣き崩れるときも、相手が愛想を尽かした以上もう元には戻れないが、愛想を尽かされなくて済んだ非現実を想像すると、未練が湧きでてくるのである。

となると、現実が悲しいのではない。現実と非現実とのギャップ（落差）が悲しいのである。このギャップは、非現実を想像できる生き物にしか可能でない。人間以外の動物にもおそらく想像力は備わっているだろうが、人間に比べれば劣るだろう。だから動物は感情表現に乏しいのだと解釈することが可能である。

悲しさだけではない。反対の感情である喜びも、現実と非現実のギャップから生まれてくる。好きだと告白して両想いになったのが嬉しいのは、思いが通じなかったという非現実を想像するからだろう。合格して喜ぶのも、合格しなかった非現実を想像するためである。初めから告白が受け入れられるのが明らかならばそこに感動はないし、合格するのが当たり前ならばさして嬉しくもないはずだ。

人の死を考えるとき、概して、こどもの死は高齢者の死よりも悲しい。両者とも悲しいことに変わりはないが、なぜか夭折した者には同情も大きい気がする。それはどうしてなのだろう。おそらくこの問題も、「もし生きていられれば……できただろうに」という非現実を、こどもの方がより多く想像させるからではないか。

私の母方の祖父は長生きで、九六歳で亡くなった。私は祖父とは幼少から一緒に暮らしており、祖父のいる和室で、炬燵に入りながら、相撲を見たり将棋を指したりした思い出がたくさんあったため、亡くなった時、その記憶を根こそぎ奪われたようで、とても悲しかったのを覚えている。が、同時に、一緒に暮らすなかで、この間までしていた散歩ができなくなったり、表情が単調になったりと、次第に祖父が弱っていく姿を目の当たりにしていたため、眠るように亡くなった祖父の遺体を前にしたとき、まさに「大往生」としか言いようもない完遂感があったことも確かなのである。

さすがに九六歳まで生きていると、葬儀の弔問者に自分の友人は一人も来なくなる。みな自分のこどもや孫の知り合いばかりである。それに九六歳からその先何年も溌剌と暮らす祖父の姿が私はどうしても想像できなかった。そこまで長寿だと、死を迎えつつあるという現実が圧倒的な力を持ってくる。その現実から離れて、いつまでも生き続ける祖父の姿は、非現実としても想像しにくい。つまり、現実と非現実のギャップは極度に小さくなる。しかし一方で、こどもが亡くなると、現実のほうがまだ力を持っていない。「この子が大きくなったら……」「恋人ができたら……」「結婚式では……」などと、非現実の想像ばかりが大きくなる。ある想像が、さらに別の想像を生み出し、現実との落差はますます大きくなる。だから、こどもの死の方が悲しみも大きいのだろう。

禅宗で座禅をするときに求められるのは、余念を放ち、無念無想になることだ。「今日の夕食は何にしようか」とか、「今度の休みはどこに出かけようか」といった余念が生じると、肩にビシッと警策を受けることになる。無念無想とは、すなわち、想像を断つことに他ならない。一切の想像を無くすわけだ。何も想像しないというのはかなり困難なことである。だが、想像を一つ一つ潰していくと、どうなるか。現実のみが淡々と過ぎゆくだけになる。不思議と、一切の想像が働かないと、死は怖くないし、悲しくもない。無念無想の状態のまま死んだとしても、死んだという現実がそこにはあるだけで、あるがままをそのまま受け取れる気持ちになる。現実しかなければ、おそらく、悲しみも喜びもない。

最後に、死と無の違いについても触れておこう。死と無を同じものと解釈し、「死んだら無になる」ことを説く人がいるが、それは間違いだ。無というのは、元来、想像不可能なものだ。試しに無を想像してみてほしい。多くの人は真っ暗闇を想像するが、それは無ではない。暗闇が存在するからだ。暗闇も、黒色も、時空も無いのが無である。つまり、無は原理的に想像できない。一方で、死は、これまでみてきたように、人の想像力を限りなく刺激するものだ。その点で無とは全く性格を異にする。

東北には、「冥婚《めいこん》」と呼ばれる奇妙な風習がある。津軽地方には、戦争などで若死にした男性に対し、あの世（冥途）で結婚をしてほしいという願いを込めて「花嫁人形」を奉納する習わしもある。山形県の村山地方でも、幼くして亡くなったこどもが、あの世で成長して立派な大人になり、結婚式を挙げる姿を絵馬に描いて奉納する「ムカサリ絵馬」というものがある。機会があったらぜひ見てほしいのだが、人生で最も喜ばしい結婚式が、何か葬式のようにしめやかに描かれていて、一目で、背筋がゾッとする。だが、これは、死が人間の想像力を刺激している証拠に他ならないだろう。

死の想像から様々な文学や音楽、そして絵画が生まれてきた。そのようなものはすべて人間独自のものである。死は生物共通の自然現象だが、その自然現象に触発されてあれこれ想像することが可能な人間にとって死は特有なものであり、ハイデガーの言うように「現存在のもっとも固有な可能性」（『存在と時間』）になるのだろう。

主要参考文献

埴谷雄高『埴谷雄高全集4』講談社、一九九八年
孔子『論語』金谷一訳、岩波書店、一九六三年
ラルフ・S・ソレッキ『シャニダール　洞窟の謎』香原志勢・松井倫子訳、蒼樹書房、一九七七年
プラトン『パイドン　魂の不死について』岩田保雄訳、岩波書店、一九九八年
エピクロス『エピクロス　教説と手紙』出隆・岩﨑允胤訳、岩波書店、一九五九年
ハイデガー『存在と時間（一）～（四）』熊野純彦訳、岩波書店、二〇一三年
ジャンケレヴィッチ『死』中沢紀雄訳、みすず書房、一九七八年
ジャンケレヴィッチ『死とはなにか』原章二訳、青弓社、一九九五年
寺山修司『墓場まで何マイル?』角川春樹事務所、二〇〇〇年
『九相図資料集成　死体の美術と文学』山本聡美・西山美香編、岩田書院、二〇〇九年
立川昭二『病気の社会史　文明に探る病因』岩波書店、二〇〇七年
『伊勢物語』大津有一校注、岩波書店、一九六四年
ヨハネス・フォン・テープル『ボヘミアの農夫　死との対決の書』石井誠士・池本美和子訳、人文書院、一九九六年
『資料集　生命倫理と法』資料集　生命倫理と法編集委員会編、太陽出版、二〇〇三年

第2章　死を定義することは可能なのか

三徴候死と脳死

1　死の二つの定義

死は自然現象であるが、生と死に区切りをいれることは不自然であることを見てきた。この場合、不自然というのは、「人為的である」「人間が関与する」の意味である。だが、この不自然さは決してネガティヴなことではない。人間は、生と死に区切りをいれることによって、宗教や思想、社会、文化を形成してきたのだから、その不自然さはむしろ人間らしさそのものだと言える。

では、伝統的に、人は生と死をどのように区切ってきたのだろうか。それは、「息をひきとる」「冷たくなる」といった日常表現に見て取れるように、呼吸か心臓が停止したことを以て死んだと見做してきた。この区切りはとてもわかりやすい。というのは、こどもでも、死者が息をしていないこと、脈がないこと、そして肌に触れれば冷たく感じることなどはすぐに理解できるからだ。ところが、意外に思えるが、日本の法律には、死の定義については一切書かれていない。「医師法」「医療法」「死体解剖保存法」「臓器移植法」など、どれを見ても、書かれていない。これは、死という現象が自明すぎる事柄であるために、法律としてわざわざ規定する必要がなかったためとも考えられるが、同時に、死の定義に踏み込むことの難しさも示している。

　厳密に考えると、死の定義と死の判定基準は異なる。死の定義とは「死とは○○○である」の形で表現されるものであり、死の判定基準とは「その○○○は、△△△でもってわかる」の形で言い表されるものだ。普通に考えるならば、まず定義が先にあって、その次に判定基準が決められる、と思うかもしれないが、事はそう簡単ではない。

　例えば、いささか宗教っぽく感じられるかもしれないが、「死とは霊魂が肉体から離脱することである」という定義があるとしよう。すると、この定義そのものに違和感を覚える人がたくさんでてくるに違いない。「霊魂なんて存在しない」とか、「本当に離脱するのか」とか、「離脱とはそもそもどういうことで、離脱した後はどうなるのか」といったように、いくらでもこの定義に対して異議を申し立てることはできる。これは当然であって、各人の死生観によって定義は異なってくるからだ。輪廻転生を信じる人とそうでない人とでは、当然ながら、死の定義は違ったものになる。この問題は、どんな定義を採用しようが起こることだ。定義に関しては、必ず議論百出になり、収束できなくなる。

　その一方で、どんな定義が採用されようが、人間は確実に死ぬし、事実、死んできた。そして死んだからには、「死んだ」と確認されなければならない。これは現実的な要請としてあった。その要請が、呼吸停止ないしは心臓停止として徐々に慣習化されてきたのである。死に関する定義は社会や時代によって様々であるが、仮に定義が異なったとしても、死の判定基準は、ほとんどの社会や時代において、呼吸と心臓の停止と見做されてきたのである。死の定義にあえて踏み込まず、慣例化された判定基準でもって生死を分けたほうが実際はうまくいくことを、人類はおそらく知っていたのだろう。

現在、日本では、「戸籍法によって「死亡届」の提出が義務づけられている。死亡届には「死亡診断書（死体検案書）」が右半分に付いており、そこに死亡場所や死亡時刻（年月日時分）を書き込まなければならない。死亡診断書は通例医者が書き込むが、実は、歯科医も書くことができる。東日本大震災では、発見された死体の身元確認をするために歯型のデータが利用されることも多かったため、たくさんの歯科医が被災地に入り協力したというニュースが報じられていた。

では、医者や歯科医はどのようにして、死んだと見做すのか。これは、定義ではなく、判定基準の問題である。通例、三つの徴候が揃ったことを以て死んだと判定するため、それらの徴候によって確認された死のことを「三徴候死」と呼んでいる。

その三徴候とは、1自発呼吸の停止、2心臓停止、3瞳孔散大（対光反射の消失）である。一番目の自発呼吸の停止は、いままで述べてきたように、呼吸つまり肺の機能が停止していることを意味し、二番目は心臓の機能が停止していることを意味する。解りにくいのは三番目の「瞳孔散大」だろう。よく医者が、死亡確認の際に、ペンライトの光を眼に当てて覗き込んだりしているが、これは光の調整をする瞳孔が変化するかをチェックしている。光が当てられれば瞳孔径は小さくなり、暗くなれば大きくなる。対光反射だ。ところが、死んでいると、瞳孔は変化せず、開いたままになる。この瞳孔の変化を調整しているのは、眼ではない。脳幹である。医者は、つまり、瞳孔を通して、脳幹の機能が失われているか否かを確認しているわけだ。肺、心臓、脳の三つの機能がすべて失われたならば「死んだ」と見做される。それが三徴候死である。

ところが、医学・医療の発展とともに、三徴候死とは別の、もう一つの死が現れることになった。脳死だ。「脳死は死なのか」「脳死者は、本当に死んでいるのか」といった問題はそれだけで考察すべき大問題だが、ここではひとまずそのことは問わないでおく。取り敢えずいま知っておいてもらいたいのは、脳死は、生命倫理学の数あるテーマの中でも珍しく、一九八〇年代から九〇年代にかけて、日本社会全体で激しく論争が交わされた問題だったということだ。日本において、生命倫理学という新しい学問が、今後、必要になることを予感させる契機となったのは、脳死だったといえる。この時の反応の大きさから、日本は欧米と比べて、生の始まりよりも生の終わりに対するこだわりが強い社会であることが明らかになった。

さて、死の定義そのものは、何度も繰り返すが、人為的なものだ。しかし、三徴候死と脳死では、死の判定基準の作られ方が異なっている。三徴候死は、もともと日常生活で、人がどういう状態になったならば「死んだ」と受けとめてきたのかを考え、それを医学の言葉でまとめあげたものである。だから、その基準は長い時間をかけてつくられた日常生活の事実に根差している。そのように、事実に根差して作られる基準のことをデ・ファクト・スタンダード（de facto standard）という。

対して、脳死は、一九五〇年代に開発された人工呼吸器（respirator, ventilator）がもたらしたものである。科学技術、特に医療技術の発展によって、自発呼吸ができなくても、人工的に呼吸をさせ、しばらくの間、心臓を動かし続けることが可能になった。そのような、「呼吸は自力でしていないが心臓は動いている状態」は、人工呼吸器がなければまず不可能であるから、もし仮に人工呼吸器が開発されていなければ、当然、脳死状態も生じなかったわけだ。そして、その状態に至ったならば、たとえ心臓が停止していなくても「死んだ」ことにしようと法で定めることで、脳死は死と見なされるようになる。このように、新しく出来した事実にどう対処してよいかがわからない場合に、法によって決める基準をデ・ジュール・スタンダード（de jure standard）という。

三徴候死と脳死では、はじめに事実ありきか、それとも法ありきかで、死の基準のつくられ方が一八〇度異なることを確認してほしい。

さて、通常の死（三徴候死）と脳死がどのような形でもたらされるのかは、以下のような形でまとめられるだろう。三徴候死の場合は、心停止か呼吸停止から多くは始まる。例えばいま、心臓が何らかの形で止まったとしよう。そうすると、必然的に、血液が体内を循環しなくなり、結果的に脳にも血流がいかず、脳機能は停止する。今度は、肺が何らかの形で損傷を受け、呼吸が止まったとしよう。すると、血流はあっても酸素が供給できなくなるため、これも結果的に脳にダメージを与え、脳機能は停止してしまう。脳は酸素のない状態にとても弱い。だから心臓や肺がダメになれば、すぐにその影響を受けてしまう。三徴候の順序は、だいたい、いま述べたような形で機能停止が進んでいく。

しかし、心臓や肺よりも先に脳が強い衝撃を受けてしまうと、どうなるか。脳というのは「司令塔」や「中央電話局」（ベルクソン）の喩えの通りに、身体全体を統括する役割を負っている。だから、脳が損傷を受けると、心臓や肺に命令を出すことができなくなり、それらの機能も最終的には停止してしまうのだが、すぐにそうならないことがある。カエルの解剖実験などで、心臓だけ摘出して、それをリンガー液に浸しておけば、拍動がしばらく続くことを思い出してほしい。これは、脳の機能とは関係なく、心筋細胞そのものが自ら拍動する力を持つために起こることだ。そのようにして、心臓がまだ動いている間に、人工呼吸器をつけると、もちろん脳の損傷箇所や程度にも左右されるが、脳の機能は失われたまま心肺の機能が維持される状態、つまり、脳死状態になる。だが、たとえ人工呼吸器をつけても、脳死状態者の約九〇パーセントは、一週間程度で心停止に至ってしまう。

脳死の定義をここで確認しておくことにしよう。

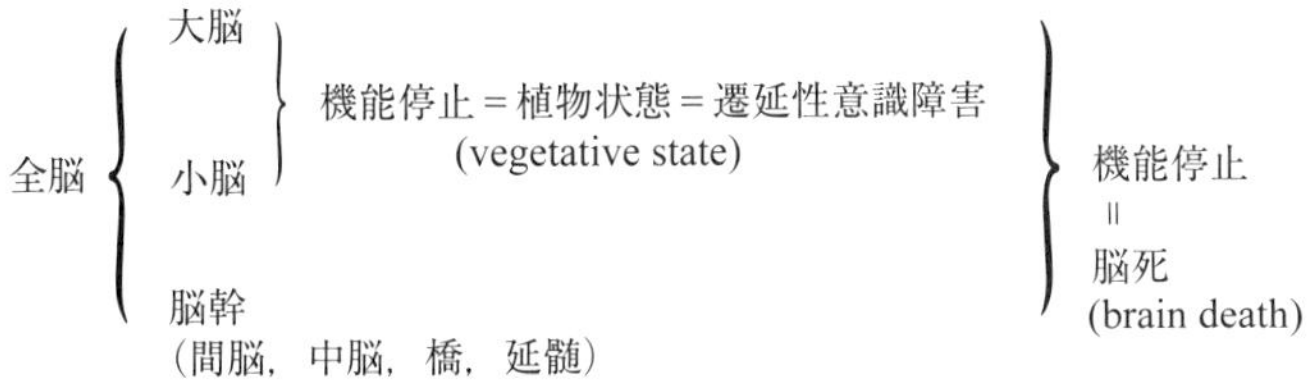

図表 2-1　脳死の定義

人間の脳は、大別すると、大脳、小脳、脳幹に分けられる。「大脳」があって、「小脳」があるならば、「中脳」もあるのではないかと推測した人は勘が鋭い。もちろん中脳もある。それは脳幹の一部である。さらに「間脳」もあると考えた人はかなり知識がある人だろう。間脳は大脳と中脳の間にあり、視床と視床下部から構成され、これも一般的には脳幹の一部とされる。ただし、間脳と脳幹を別扱いする説もある。

大脳は、人間の高度な精神活動を司るところだ。人間は、ほかの生物と比較しても、大脳が驚くほど発達していることを特長とする。これにより知的活動が可能になるわけだから良いことなのだが、一方で、女性の「産みの苦しみ」の原因にもなっている。小脳は、運動や平衡感覚を司る部位である。そして、脳幹は、さきほどの間脳、中脳、橋、延髄で構成されており、体温の調節や呼吸などといった、生命活動に必要な自律神経を主に司っている。魚類、両生類、爬虫類などの脳も、脳幹、小脳、大脳の部位で構成されるが、それらの脳はほとんどが脳幹で占められている。

図表二－一は、脳死と植物状態の違いを図式的に説明したものであ

る。植物状態は、専門的には「遷延性意識障害」と呼ばれ、よく脳死と同じ状態だと勘違いしている人がいるが、両者はまったく異なるので、混同してはならない。「遷延性」とは、「長引くこと」という意味であるから、「遷延性意識障害」とは、「意識障害が持続している状態」の意味である。

植物状態の人は、日本では数万人いるとされ、軽度から重度まで、かなり幅のある概念である。では、脳死と何が異なるのかというと、脳幹が機能しているか否かである。脳死は、基本的に、脳の機能のすべてが停止した状態であるのに対して、植物状態の人は少なくとも脳幹は機能している状態である。軽度の人ならば、脳幹以外の大脳や小脳も機能している。脳幹が機能するということは、自発呼吸が可能ということであり、したがって植物状態の人は、人工呼吸器に頼らずに自発呼吸をしている。

一方の脳死は、すべての脳の機能が停止している状態のことを指す。「脳幹を含む全脳の機能が不可逆的に停止するに至ったと判定された者」（「改正臓器移植法」第六条二）というのが、日本における法的な定義である。両者の違いは、基本的には、脳幹の機能の有無にあるのだから、「脳死」とは「脳幹死」のことだと定義する国もあり、イギリスがその例だ。生物としての本能的な行動や反射を司るのは脳幹であるから、脳幹が機能しない脳死者は、自発呼吸はできず、人工呼吸器を必ず付けている。

以上のような経緯で、我々は現在、三徴候死と脳死という二つの死の定義を有しているわけだが、押さえておくべき点は、以下の二点である。

第一に、新しい死として近年登場してきた「脳死」には、明確な医学上の定義、具体的に言えば「脳幹を含む全脳の不可逆的な機能停止」という定義があるということだ。当たり前のことのように思われるかもしれないが、ここは的確におさえてほしい。というのは、脳死のことをよく理解していない人に「あなたは、脳死を死だと思いますか」と質問すると、「脳死」という言葉のイメージや響きに影響されて、「脳が死んでいるのなら、人間らしさも失われているわけだから、死んでいると思う」といった曖昧な返答がなされてくることがよくあるからだ。

これは間違っている。脳死は人間らしさの有無を基準にして決められてはいない。もちろん、「人間らしさとは何か」という問いは、それ自体、極めて重要だが、そのような哲学・倫理学的概念、もっと広く言えば人文社会的な概念を基準にして脳死を定義してしまうと、脳の機能が正常に働いている人でさえ人間らしさが失われている人はいるのだから、そのような人も「死んでいる」としなければならなくなる。そうなれば、実際の脳死判定はできなくなるだろう。意志（意思）、思考、人格、主体性、人間らしさなどといった抽象概念に依拠せずに、脳死は医学的に定義可能である。

第二に、植物が一般的に生きていると捉えられるように、植物状態の人は生きているとされ、実際に、植物状態の人の意識が回復するという例はたくさんあるのに対し、脳死はどうかというと、回復することはなく、死んでいると一般的には見做されるということだ。いま「一般的には見做される」という箇所に傍点を打って強調したのは、後で検討するが、脳死状態からの回復例が報告されていないわけではないからである。

そして、もっと重要なのは、「回復不可能」がそのまま「死んでいる」ことにはならないということだ。言葉の厳密な使用に基づけば、「回復不可能」は、生きているからこそ回復が不可能なのであり、「回復不可能な状態のままで生きている」ことだ。その状態を「死んでいる」と見做すためには、別の論理が必要だ。末期の癌患者であれ、重度認知症患者であれ、現在の医療では回復不可能だろうが、回復不可能なままの状態で生きている。

しかし脳死は「死んだ」と見做される。ならば、脳死と脳死以外のケースとでは何がどう違うのだろうか。その点を明確にしたうえで、さらに、脳死の場合に限って言えば回復不可能性がそのまま死になるということを正当に主張しない限り、「脳死の人は死んでいる」とは言えないはずなのである。脳死に関するこの論理的飛躍を是とするか、否とするかで、立場は大きく分かれてくる。

2　脳死について知っておくべきいくつかの基本事項

脳死についてあれこれ論ずる前に、脳死についての事実を押さえておこう。生命倫理学は倫理学の一分野であり、主に生命に関する価値や規範に関する考察をするわけだが、価値や規範の考察は、事実は事実として押さえたうえで論じていかなければならない。事実を無視して「○○○すべきだ」とか「○○○でなければならない」「○○○はよくない」といった主張をしても説得力はない。これは、生命倫理学のみならず、環境倫理学や情報倫理学といった他の倫理学でも同じであり、もっと言えば政治的な発言だろうが、経済的な主張だろうが基本的には同じだ。

そこでこれから、脳死の倫理的考察をするにあたり、知っておかなければならない、いくつかの事実について述べるが、事実だけでも本数冊分になってしまうため、ここでの話は本当に最低限のものに限られる。関心を持ったら、適宜、自分で調べてみてほしい。

まずは、脳死の発生確率についてである。「三徴候死と脳死」といったような併記をすると、あたかも三徴候死になる人が半分、脳死になる人が半分であるような印象を与えるが、脳死になる人の割合は圧倒的に少ない。脳死の割合は全死亡者の約〇・三～〇・四パーセントくらいだと言われているので、一〇〇〇人の死亡者のうち三～四人という計算である。

さらに、この発生率はひと昔、ふた昔前と比べると確実に下がってきている。例えば、カナダのカルガリー大学の研究チームが、脳損傷患者二七八八人を一〇年半にわたって調査したところ、二〇〇二年の時点で脳死と判定された患者は全体の八・一パーセントいたのに対して、一〇年後の二〇一二年では四パーセントまで下がったという（二〇一三年一〇月三〇日ＡＦＰ）。一〇年の間に、約半分になったわけだ。その理由として考えられるのは、交通事故関連の死亡者数や負傷者数の減少、自転車やスキーをする際のヘルメット着用の増加、そして頭部外傷の治療向上だと研究チームは分析している。スキーのヘルメットというのが何ともカナダらしいが、要するに、頭部を強打すると脳死になりやすい。

発生が減少傾向にあるのは、もちろんカナダだけではない。日本も同じ傾向にある。日本での脳死判定基準を作った竹内一夫は、一九八七年に著した本（『脳死とは何か』）の中では発生確率を「全死亡者数の一パーセント弱程度」だと述べている。現在はそれより率は下がっているが、おおよその理解として、高くて一パーセント程度とみておけばいいだろう。

脳死の原因は、その竹内一夫によると、くも膜下出血、高血圧性の脳出血などといった内因性の脳血管障害が六割前後であり、交通事故や水難事故といった頭部外傷によるものが二割から三割である。ところが、こどもの場合は、これが逆になり、頭部外傷の方が多くなる。考えてみれば、こどもの場合、高血圧症だったり、動脈瘤ができたりすることは高齢者に比べて少ないだろうから当たり前なのだが、事故が起こる割合は高齢者より、こどもの方が高いのだろうか。

実は、こどもの場合、事故よりも深刻な頭部外傷の原因がある。児童虐待だ。アメリカで、こどもがどうして脳死になったのか、その原因を調べたデータ（二〇一〇年）があるが、これはかなりショッキングな結果を示している。

このデータによると、一歳未満のこどもにせよ、一歳から五歳のこどもにせよ、外因性の児童虐待が原因の一位である。その割合は、なんと三〇パーセントから四〇パーセント近くにもなる。二位も外因性の交通事故であり、両者を併せると約四五パーセント近くを占めることになる。アメリカ社会が特殊だとも考えられるが、近年、こどもへのドメスティック・バイオレンス（DV）が日本でも盛んに報道され、親のこどもへの愛情が必ずしも自明なものではなくなり、子育てできない親が増えてきていることを考えると、決して他人事では済まされない。こどもにとって最も身近な存在である親が、脳死になる最たる原因というわけだ。

こどもの脳死は、大人の脳死と同列には扱えない、難しい問題を抱えている。このことも知っておかなければならない。ただでさえこどもの身体は発達途上であり、また、脳という器官はもともと可塑性（plasticity）の高い器官であるため、大人ではなかなか考えられない長期脳死・慢性脳死（chronic brain death）になる可能性があるのだ。

図表2-2　こどもの脳死の原因

	児童虐待	交通事故
1歳未満	39.1%	8.7%
1－5歳	31.4%	14.9%

（『脳死・臓器移植　Q＆A 50』）

先ほども述べたように、一般的な理解では、たとえ脳死になったとしてもほとんどの人は一週間程度で心停止に至る。厚生省が出した一九八四年の報告書によれば、心停止までの平均期間は約四・三日である。このくらいの日数ならば、別れのための猶予期間がもらえたと肯定的に捉え、遠くに住む親戚一同を呼び寄せ、親戚全員で臨終に立ち会えばいい。しかし、脳死と判定されてから一か月以上もその状態が続く長期脳死となると、事情は変わってくるだろう。それは死というより、「脳死状態として生きている」と言った方が正確なように思われる。厚生省の一九九八年の調査結果によると、六歳未満のこどもの脳死者の中で、三〇日以上脳死状態が続いたこどもは約二〇パーセントもいたそうである。

それでは、長期脳死のままで、最長でどのくらい過ごした例があるのかというと、これはとても有名な話であるが、なんと二一年間である。アメリカの小児神経内科医アラン・シューモンが、全世界で一週間以上脳死状態だった一七五人を調べたところ、T・Kさんと呼ばれる人は、四歳の時に脳死判定され、それから一四年半経った時点で体重は六〇kgを越え、身長も一五〇センチまで伸び、第二次性徴まで現れた、という。その後、二一年目の二五歳で心停止した後、解剖をしてみたところ、脳の神経細胞が完全になくなっていたらしい。この事実をどう解釈すればよいのか私にはわからないが、脳細胞がなくても成長したりすることができるとなると、脳が身体全体を統括するという、いまや常識となっている考え方そのものの見直しにもつながるかもしれない。

日本でも長期脳死のこどもは何人もいる。例えば、みづほ君は、二〇〇一年、一歳の時に臨床的脳死と判定され、その後一〇年近くにわたって自宅で療養生活を続けている（二〇〇九年六月九日『毎日新聞』）。脳死者は人工呼吸器をつけているので、常に電気が必要となる。だから停電は死活問題だ。私は、二〇一一年の東日本大震災の後、関東地域で計画停電が急に発表になったとき、なぜだかすぐにみづほ君のことが思い浮かび、心配した。すると、同じことを考えた記者がいたようで、みづほ君のご両親へのインタビュー記事が新聞に掲載されているのを見つけた。その記事によると、みづほくんは無事で、ご両親がみづほ君のような存在もいることを配慮してほしいとお願いしていたのを覚えている。

ところで、みづほ君は「臨床的脳死」だと述べたが、脳死には「臨床的脳死」と「法的脳死」があることも知っておかなければならない。これを理解するためには、脳死判定がどのような手順で行われていくのかを時間軸に沿ってみていくとわかりやすい。

脳死判定は、日本で唯一の脳死判定基準である「竹内基準（1985）」に則って行われていく。これは、一九八三年に厚生省に設置された「脳死に関する研究班」が、二年かけて、一九八五年に出したものであり、その班長が竹内一夫であったために慣例的に「竹内基準」と呼ばれているが、竹内自身は、「厚生省基準」と呼んでほしいと述べている。

基準には、六つの検査項目がある。①深い昏睡、②自発呼吸の消失、③瞳孔の散大と固定、④

図表 2-3　脳死判定の流れ

意識不明で瀕死の人・脳死の疑いあり

↓

①③④⑤の判定（移植に関係しない二人以上の医師による）

↓

該当：臨床的脳死（「脳死とされうる状態」）

↓

本人の意思、家族・親族の意思の確認

↓

承諾　→不承諾の場合は、これ以上先に進まず

↓

②の判定：無呼吸テスト

↓

該当

↓

⑥の判定：六時間以上経ってから①から⑤を再判定
ただし、生後一二週から六歳未満のこどもの場合は二四時間以上の間隔をおく
六歳以上のこどもの場合は、大人と同じ六時間の間隔

↓

該当（状態に変化なし）

↓

法的脳死　→死亡診断書の死亡時刻

脳幹反射の消失、⑤平坦脳波、⑥時間的経過の六項目である。

図表二－三を見てもらえばわかるが、法的脳死とはすべての検査項目を満たした段階での脳死であり、当然のことながら法的脳死にまで至らないと、臓器の摘出はできない。臨床的脳死は、自発呼吸の停止以外がすべて満たされた段階での脳死である。

では、なぜ自発呼吸だけが特別扱いされているのであろうか。その理由は、自発的に呼吸をしているか否かを確かめるための「無呼吸テスト」の侵襲性がかなり高いからである。無呼吸テストは、本人がつけている人工呼吸器を一定時間はずして、本当に自発呼吸をしていないか確かめるテストである。想像してみてほしい。無呼吸テストの判定を受ける本人が、かろうじて自発呼吸をしており、ギリギリ脳死とは言えない状態だったとしよう。その状態で、意図的に人工呼吸器が外されると、かえってそのことによって状態が悪化して脳死に至ってしまうことは十分に予想されるだろう。このことを嫌って、無呼吸テストを拒否する家族も多い。みづほ君のご両親がどのような思いで無呼吸テストをしなかったのかはわからないが、臓器提供をはじめから考えていないのならば、リスクの高い無呼吸テストをわざわざ受ける意味はない。

さて、脳死に関して、もう一つ知っておいてもらいたい事実がある。それは脳死判定された妊婦が出産するということだ。これは珍しいことでもなく、日頃のニュースに注意していると時々耳に入ってくるので、知っている人も多いかもしれない。

ニュースをいくつか拾ってみよう。二〇一三年一二月末には、脳内出血による脳死と判定された、妊娠二二週のカナダの女性が男児を出産したという報道があった（AFP）。その女性は出産するまで生命維持装置によって延命されていたが、出産の翌日、装置が外されて心停止している。同年の一一月には、ハンガリー東部の病院で、脳死判定された女性が、判定から約三か月後の妊娠二七週目で、男の子を出産したという報道があった（AFP）。また、二〇〇九年には、イギリスで、元アイススケート選手のジェーン・ソリマンが、自宅で転倒し脳死状態になった後、オックスフォードにあるジョン・ラドクリフ病院で、妊娠二五週目で女の子を出産した。夫は「母親になるのがジェーンの夢だった」とインタビューで答えていた（ロイター）。

このように、世界各国で脳死状態の妊婦が出産した例はあるわけだが、世界初の報告例は、一九八二年、アメリカニューヨーク州のバッファローこども病院でのこと（出産は一九八一年）である。二四歳で妊娠二六週の女性が、脳死判定後五日後に帝王切開で九五〇グラムの女の子を出産している。当時といえば、アメリカでは、大統領委員会の「死の判定ガイドライン」と「統一死亡判定法（Uniform Determination of Death Act）」が、「死とは、有機体としての統合的機能の永続的喪失」であると定義し、「循環機能または呼吸機能の不可逆的停止、あるいは、全脳の機能の不可逆的停止」に至った場合に「死んだ」とみなされると、二種類の死を認めた直後である。脳死者が死んだと見做されることになったすぐ後に、その死者がこどもを産んだことが報告されているのだから、かなりのインパクトがあったのではないか。また、いままで取り上げた事例は、すべて帝王切開での出産であるが、自然分娩の例もある。それは日本においてだ。一九八三年に二六歳の妊婦が、妊娠三四週で一四三〇グラムの女の子を自然分娩したという報告がある（佐藤芳昭他「脳死患者の経腟分娩の例」）。

脳死判定された者が、お腹の中で胎児を育て、出産することもある。これは紛れもない臨床上の事実である。ならば、この事実をどのように解釈したらよいのだろうか。死者でも出産することがあるということなのだろうか。それとも、脳死状態はまだ死んではおらず、脳死は死ではないということなのか。この問題を我々は考えていかなければならないが、実は、この問題は医学・医療が扱う範囲を越えている。

3　脳死を考えるにあたっての重要な区別

脳死に関する基本的な事柄を概観してきたので、ここで重要な区別を導入しておこう。頭の中がこんがらがってくるかもしれないが、この区別はとても重要なのでしっかりと整理してほしい。この区別を曖昧にしたままで、脳死に関してあれこれ議論をしても、実りある議論は期待できないからだ。

脳死は、医療技術の進展、とくに人工呼吸器の開発がもたらしたことをすでに指摘したが、これは「自発呼吸ができなくても心停止に至らない状態」が医療の現場で起こるようになったということであり、その状態に至ったら「死んだ」ことは意味していない。その状態が「死なのだ」と言えるためには、別途、社会の中でそれが認識され、法などで定められ、受容される必要がある。我々は、すでに、脳死の問題が騒がれてから数十年経った社会にいるため、この二つの問題が混ざり合ったまま語られることに慣れ親しんでしまっているが、元来は、別の文脈の事柄である。

重要な区別

Ａ　脳死が、全脳の不可逆的な機能停止であること（臨床上の問題）

Ｂ　脳死が、人の死であること（新しい死の受容の問題）

　Ｂ－ａ　脳死が、個体の死であること（man としての死）

　Ｂ－ｂ　脳死が、人格の死であること（person としての死）

要するにＡとＢは異なるということであり、さらに言えばＢ－ａとＢ－ｂも区別されなければならないということだ。もう少し丁寧に見ていこう。

「自発呼吸ができなくても心停止に至らない状態」は、人呼吸器が開発され、それが実際に医療現場で使用されるようになった以上、不可避に起きてしまうことだ。それはその状態が、生と見做されようが、死と見做されようが、関係なく起こる。そして、その状態に至ったことは、明確な判定基準に基づいて、医学的に確定されなければならない。そうでないと、植物状態の人を誤って脳死と判定してしまうことも起こりかねないからだ。そういった間違いを避けるために、竹内基準が定められたわけである。その竹内基準は、さきほど述べたような六つの検査項目があり、その各項目を満たしているか否かをチェックするために、無呼吸テストなどの脳死判定テストが行われる。

以上は、ある意味で、純粋な臨床上の問題、すなわち、医学・医療の範囲内のことであるから、その分野の専門家である医者に任せるのが筋である。

一方、「自発呼吸ができなくても心停止に至らない状態は死だ」ということは、医者だけで決めることではない。すでに見てきたように、生と死の区切りは人為的なものであり、死の定義は時代や社会により異なる。その人為的な区別や定義は、古来、時の権威者や医者たちが勝手に決定したことではなく、言うなれば、その時々の社会それぞれで自然に決められてきたことである。

となると、当然ながら「自発呼吸ができなくても心停止に至らない状態は死だ」ということも、誰かに任せるのではなく、現代の社会を生きる我々でそれは死なのだと取り決める必要があるが、三徴候死のように長い時間をかけて認識を熟成させ、ゆっくりと定着させていくことはほぼ不可能だ。というのは、中島みちが脳死のことを「見えない死」と呼んだように、脳死は限られた病院の中だけの出来事に過ぎず、日常生活の中での出来事ではないうえに、脳死を脳死だと的確に判断できるのは医者に限られ、一般の人には脳死者が本当に脳死状態なのかどうか見分けがつかないからである。そうなると、デ・ジュール・スタンダードとして法律で決めていくしかない。
脳死の判定基準を作成した、当の竹内一夫も、この区別が重要であり、自分が関わった判定基準はあくまでもAに関することだけだという点を強調している。少し長くなるが、大切なことなので、竹内自身の言葉を引用してみよう。

わが国では臓器移植法の制定以来、法的な脳死判定には厚生省基準を厳密に遵守しなければならない。また、この厚生省基準はあくまで、脳幹を含めたすべての脳の機能が失われた脳死状態を判定するための基準であって、脳死を個体の死として認めるという、「新しい死」を提唱しているのではない。従来の死の概念にかえて、新しい死の概念が確立されるには、医学・生物学的な要素だけではなく、心理的・倫理的な側面、法律的な問題など、幅広い立場からの討議を経て、一般社会に受けいれられるようにならなければならないという態度を研究班はとっている。したがって新しい「死」の概念については、それぞれの人の死生観などをもふまえて、別の形で検討される必要がある。(『脳死とは何か』)

次章でまた触れるが、脳死という新しい死のあり方をめぐっては、一九九〇年に内閣総理大臣の諮問機関として設置された「脳死臨調（臨時脳死および臓器移植調査会）」によって種々議論され、検討された。脳死臨調の会長は、医者ではなく、教育社会学者である永井道雄が務めていたが、これは新しい死として認めることが医者だけの問題ではないことを的確に示している。そして、一九九二年の答申で「脳死を死とすることは概ね社会的に受容されている」「法律がなければ実施できない性質のものではないが法制の整備が望ましい」という見解が示され、一九九七年の「臓器移植法（臓器の移植に関する法律）」の成立・施行へと至った。

ところが、これも知っておかなければならないことだが、臓器移植法では「自発呼吸ができなくても心停止に至らない状態は死だ」とは一言も書かれていないのである。このことは、二〇〇九年の法改正後も変わりはない。ということは、「自発呼吸ができなくても心停止に至らない状態は生だ」と見做すことも、論理的には十分にあり得る話である。

もう一つの細かい区別、Ｂ－ａとＢ－ｂの区別へと進もう。

この問題は、たとえ脳死状態が死だということが社会で受容されたとしても、その死は「個体の死（manとしての死）」として捉えられなければならないことを示している。すでに述べたが、多くの人が、脳死と聞くと、人格や精神そして人間性の死をイメージし、Ｂ－ｂの人格の死として把握する傾向が強い。しかし、この考え方が罷り通ってしまうのは極めて危険である。なぜかというと、植物状態の人や重度の認知症患者の中にも人格の死を感じさせる人はいるが、だからといってそれらの人が死んだとは決して見做されないからである。

西洋の哲学・倫理学では、ジョン・ロック（1632-1704）以来、マン（man）とパーソン（person）を区別する発想がある。「マン」も「パーソン」もともに日本語では「人」「人間」と訳せる概念なので、なかなか差異をつかむのが難しいのだが、マンは生物学的な概念、パーソンは人格といった社会的概念だ、と大まかに区別して間違いはないだろう。つまり、これらの概念を用いて言い換えるならば、脳死で問われる死は、あくまでも生物学的な個体としての死（マンの死）なのであり、日常的なコミュニケーションがとれなくなったとか、言葉が発せられなくなったといったような、社会的な死（パーソンの死）が問題なのではないということだ。

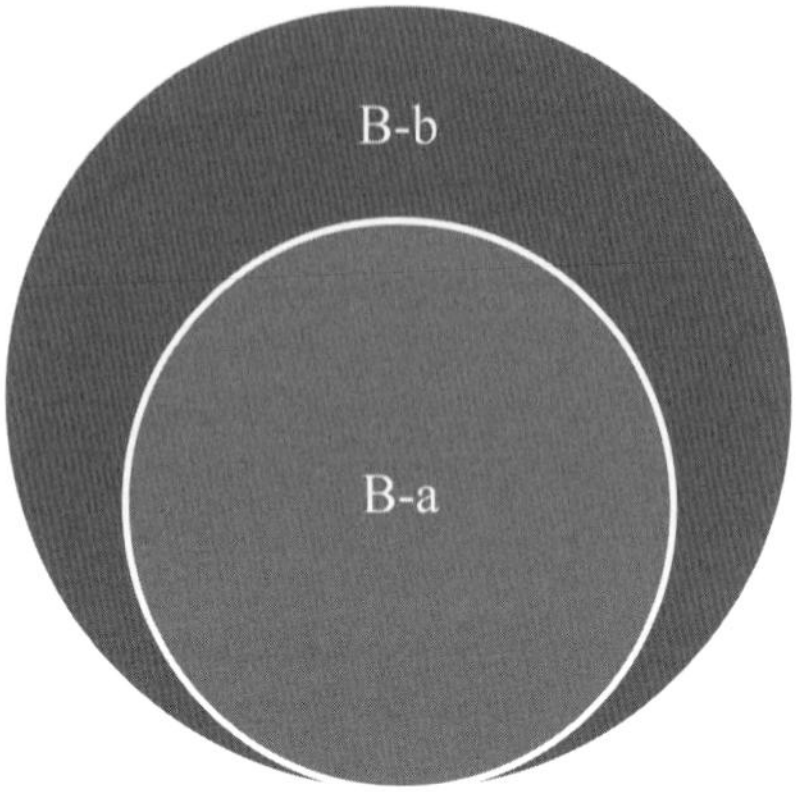

図表 2-4　包含関係

B－aとB－bの関係性を示すと、図表二－四のような包含関係になる。

B－a「脳死が、個体の死であること」は、B－b「脳死が、人格の死であること」に包含されている。これは、B－aの個体の死が起きたならば、それは必ずB－bの人格の死も起きていることを意味している。全脳の機能が不可逆的に停止すれば、日常的なコミュニケーションをとることは難しいだろうし、その人が言葉を発することもおよそ困難だろうから、この点は容易に想像できるだろう。

しかし、B－bの人格の死は、B－aの個体の死よりも幅広い。B－bの枠の中にはB－aの個体の死が含まれていない部分がある。この部分は、生物としては死んでいないが、日常的なコミュニケーションをとることができない人が含まれている。植物状態の人や重度認知症患者の一部はここに入るということだ。

脳死の議論で取り上げられる死は、図表二－四からすれば、狭い枠の方のB－aの個体の死なのであり、その死が妥当なのか否かが討論されているわけだ。B－bの人格の死の境界線が問題になっているのではないことをもう一度確認してほしい。

4　脳死の問題点

脳死がなぜ社会を騒がせるのか。その理由は、死の定義の難しさに負うところが大きい。ではこれから、脳死を個体の死と認めることの何が困難なのかを四点に絞って検討してみることにしよう。

①　脳死は本当に「全脳の不可逆的な機能停止」で定義可能なのか？

これは、まさしく脳死の定義に対する疑問であるが、ここで問題視されているのは「機能（function）」という概念である。機能とは、働き、作用、役割、関わりのことであり、英語でfunctionといえば関数の意味もある。関数とは、つまり、ある事柄がほかの事柄と関連しながら変化するその様子のことだ。以上をもとに考えると、「全脳の機能停止」とは「全脳の相互的な働き・役割・反応がない／失われている状態」ということになる。

ところが、脳の働きがない状態であっても、脳細胞そのものが死滅しているわけではないことが知られている。一般的に、細胞の死滅とは、細胞が自己融解（autolysis）することであり、自己融解とは、細胞自身が持っている酵素によって、タンパク質、脂質、糖質が分解されてドロドロになる現象を指す。これはモノとしての死であり、ここまで至った状態のことを「器質死」と呼ぶ。人が病死する場合、常識的に考えれば、まず機能死が起こり、次に器質死が到来する。

わかりやすくするために、脳をパソコンのＣＰＵに譬えてみよう。パソコンの機能死とは、脳に相当するＣＰＵの故障によって、パソコンがまったく動かなくなる状態、パソコンのキーボードを叩いても反応がない状態、あるいは画面が真っ暗になってしまった状態だと言えるだろう。

それに対して、パソコンの器質死とは、ハンマーなどを使ってＣＰＵを粉々になるまで壊したり、象に踏ませてペシャンコにさせた状態のことだ。パソコンの器質死が起これば機能死は起きている。これは当然だろう。象に踏ませたパソコンは、モノとして死んでおり、ほぼ再生は不可能だ。一方で、パソコンの機能死が起きたからといって器質死が起きたとはいえない。見た目は正常のままでも動かないパソコンはあるからだ。脳死はこの状態に近似している。

人間の臓器は身体の中でそれぞれ特有の機能を担っており、臓器の疾患はその機能が正常か否かで測られる。例えば、心臓の機能とは血液を循環させるポンプの役割のことであり、その疾患である心不全とはポンプの役割がきかなくなった状態である。肺の機能とは酸素を取り入れて二酸化炭素を排出する換気であり、肺疾患はその換気ができなくなることだ。これは肝臓や腎臓、胃などの別の臓器でも同じであり、各臓器にはそれぞれの役割分担がある。ならば、脳死の場合も、器質ではなく、機能のある／なしで捉えても、何の問題もないように思われる。

だが、このことに「待った」をかけたのは立花隆だ。立花は、脳死が人の死であることは認める。しかし、脳死を機能死で定義するのは早計であり、現段階では器質死で定義されなければならない、と主張した。

なぜかというと、脳以外の臓器、例えばいま見たような、心臓、肺、肝臓、腎臓、胃、小腸などは、身体の中でどのような機能を果たすのかがほぼ明確であるから、それらの機能停止を以てそのまま死と見做すことは、十分に納得のいくところである。しかし、脳に関しては、脳科学がこれだけ進んだ現代でさえ、その機能が十分に解明されたとはいえない。脳は現代の科学の力を借りても未知の器官である。よく、脳は「全身を統括する司令塔の役割がある」「中央制御装置だ」などと形容されるが、それらの表現はあまりにも漠然とし過ぎている。自我意識が脳のどこで生まれるのか、アイデアのひらめきなはなぜ可能なのか、物質である脳からどうしてありありとしたイメージが浮かび上がるのかなど、脳には未解明な機能がたくさんある。そして実際に未解明だからこそ、脳は他の臓器と違って人工脳もできていないし、コンピューターで脳と同等の人工知能を再現することもできていない。

そのような段階で、あたかも機能が解明されたかのように考え、脳の機能停止で脳死を定義するのは間違いなのではないか、というのが立花の意見である。この考え方は、脳で以て死を決することと自体の否定ではなく、どの段階で脳死を死とするかの問題だ。だから、将来的に脳の機能がほとんど解明された暁には、機能停止でもって定義することも許されるという立場になる。

この考え方は、はたして妥当だろうか。人間の早とちりを戒めるという意味では説得力を持つが、実は、従来の三徴候死でさえ、心筋細胞や肺の細胞の完全な器質死は起きていない。となると、もし仮に脳死を器質死で定義してしまうと、その死が確定されるのは、三徴候死が訪れるよりもさらにその先になってしまう。つまり、脳死臓器移植は実質的に不可能になる。

②　脳死者は、本当に、内部意識がないのだろうか？

脳死を機能死ではなく器質死で定義すべきという考え方が出てくる理由の一つに、機能死の段階では脳死状態の人にはまだ内部意識が残されている可能性があることが挙げられる。内部意識とは、脳波としては測定されないが、人体内部に残る意識のことを指す。脳波として測定されないならば、科学的に考えて、意識はないだろうと思われるかもしれないが、現在の脳波測定は、開頭して脳波を測定しているのではなく、頭皮上に電極をあてて測定しているため、頭皮まで届かない脳波（電位変動）は測定できない。したがって、内部意識がまったくない、とまでは断言できないだろう。

実を言うと、この問題は、意識を捉えることの原理的困難さを抱え込んでいる。これを理解するために、次のような思考実験をしてみよう。

いま、あなたが、何らかの神経疾患により寝たきりの状態になったとする。寝たきりではあるが、微弱な内部意識がまだ残っており、意志はあるとする。ところが、あなたは全身の筋肉を動かすことができず、意志を外部の人間に伝えられない。例えば、とても喉が渇いているとしよう。「水が飲みたい」。この意志をどうやって他者に伝えるだろうか。言葉はもちろん発せられない。腕をあげようにも動かない。足も動かない。眼は開けられるが、開けただけでは喉の渇きは他者に伝わらない。さて、どうするか。

図表2-5　内部意識に関する原理的問題

	脳死者の視点（一人称の視点）	判定者の視点（三人称の視点）
A	意識が全くない	意識不明
B	内部意識はあるが、それを伝達不可能	意識不明

誤解されると困るので付け加えておくが、ＡＬＳ（筋萎縮性側索硬化症）や筋ジストロフィーという疾患がある。徳洲会病院の徳田虎雄や天才物理学者と呼ばれるホーキング博士らが罹患しているのはＡＬＳだといわれている。これらの疾患では、筋力が徐々に低下し、最終的に動けなくなってしまうが、知能や視覚・聴力などは正常に保たれている。よって、これらの疾患では、ご存じの人も多いと思うが、瞼の動きで意志を伝えて、コミュニケーションをとることが可能であるため、いまの思考実験には当てはまらない。いま、問うているのは、それよりももっと深刻な状況で、微かな内部意識のみが保たれている状態を想定している。

図表二－五を見てほしい。脳死の例で考えていこう。

まず、脳死者本人の視点、つまり、あなたが脳死判定された本人だと仮定しよう。もしあなたに意識がまったくないＡの場合ならば、脳波測定などの脳死判定テストを通して、判定者は「意識不明」と判定するだろう。これは大した問題ではない。あなた自身に意識がないのだから判定を受けたことにも気が付かないはずだ。

今度はＢの場合、あなたに微かな内部意識が残っているが、身体を動かすことができず、それを他者へ伝えることができないと仮定しよう。この場合も、判定者にとってみれば、脳波は測定されず、さらに本人の意思表示が自分に伝わってこないのだから「意識不明」の判定になる。あなたはそのことに異論を申し立てたいが、その意志を伝える術がないので、結果的には何もできないはずだ。

要するに、意識の問題は、一人称の視点から見た場合と三人称の視点から見た場合とでは異なった様相を呈することが、この問題の根っこにある。哲学では、知られる事柄（この場合は、意識）は同じでも、その知り方（この場合は、一人称的な知り方と三人称的な知り方）には異なりがあり、一人称の知り方には一種の特殊性があるのだという「一人称特権性（first person authority）」の難問があるが、それとも絡んでくるだろう。本人の意識のある／なしは、本人にとっては直観的にわかることでも、第三者にとってはそれが何らかの行動やシグナルとして伝わってこない限り、「不明」としか判断できないわけだ。因みに「意識不明」とは「意識がない」の意味ではなく、「意識が明らかでない」の意味であることにも注意してほしい。

ところで、脳死状態の人に内部意識が残る医学的な根拠はあるのか、疑問に思う人もいるに違いない。内部意識の根拠の一つになるのが、ラザロ徴候（Lazarus Sign）だ。これは何かというと、脳死者が手足などを動かすことを指している。脳死者は動かないと思っている人がよくいるが、それは誤解である。

世界初の脳死判定基準（ハーバード基準）が一九六八年にできたとき、脳死者は動かないと考えられていたが、その後、一九八二年にアメリカの医者スティーブン・マンデルが動くことを初報告し、一九八四年、アメリカの医者アラン・ロッパーによってそれが「ラザロ徴候」と命名された。「ラザロ」とは『新約聖書』ヨハネ伝第一一章に出てくる人物のことで、死後四日目にイエスによって蘇らされたと伝えられる。脳死状態の人は、一度脳死判定を受けて、死んだと判定されたにもかかわらず、生者のように動くことが、あたかも蘇ったようだと見做されているのだろう。

ラザロ徴候は、現在では、脳死者の約七五パーセントに見られるとも言われ、YouTubeなどで公開されている動画もあるので、興味を持ったら一度見てほしい。おそらく想像以上のなめらかな動きに驚かされるだろう。胸の前で両手を合わせ、祈るような仕草をする場合もある。信仰心がない人間にとっては気にならないだろうが、信仰深い人間にとっては、脳死者が何かを祈り、必死で訴えかけようとしている姿として映るに違いない。

このラザロ徴候は、残念ながら、なぜそれが起こるのかが医学的に解明されていない。一般的には、低酸素状態になった時の脊髄反射で引き起こされると解釈されるが、脊髄反射だけであれだけなめらかな動きができるのか、疑問の声もある。となると、何らかの脳幹反射が関与している可能性もある。そしてさらには、内部意識がそれを可能にさせている可能性も捨てきれないのである。

もう一つ、有名な話を述べておこう。臓器移植法が制定された後の一九九九年に、高知県の病院で日本初の脳死臓器移植が行われた。四〇歳代の女性からであった。竹内基準に基づいて脳死判定がなされ、いざ臓器を摘出しようと、その女性の身体にメスを入れた途端、なんと血圧が一二〇から一四〇〜一五〇まで上昇したのである。これは予想外のことであったため、慌てて、その時は麻酔をかけ、臓器は摘出された。麻酔は、本来、本人に痛みを感じさせないために行うものだから、当然、これは内部意識があることを前提とした行為となる。脳死に関する倫理の研究で有名な小松美彦によると、以後、臓器摘出の際には麻酔や筋弛緩剤を投与してから摘出されることが慣例化しているという。

もしかすると内部意識があるかもしれない状態の者を「死んだ」と見做してよいかどうかを我々は考えなければならない。

③「意識が戻らない」は確率的な根拠であるため、戻る可能性のある人を戻らなくさせてしまっていないか？

脳死の定義が「全脳の不可逆的な機能停止」であることはすでに述べ、①では「機能」概念について検討を加えたが、ここで取り上げるのは「不可逆性」についてである。

不可逆性は可逆でないこと、つまり、一度ある限度を超えてしまったらもはや元には戻らない

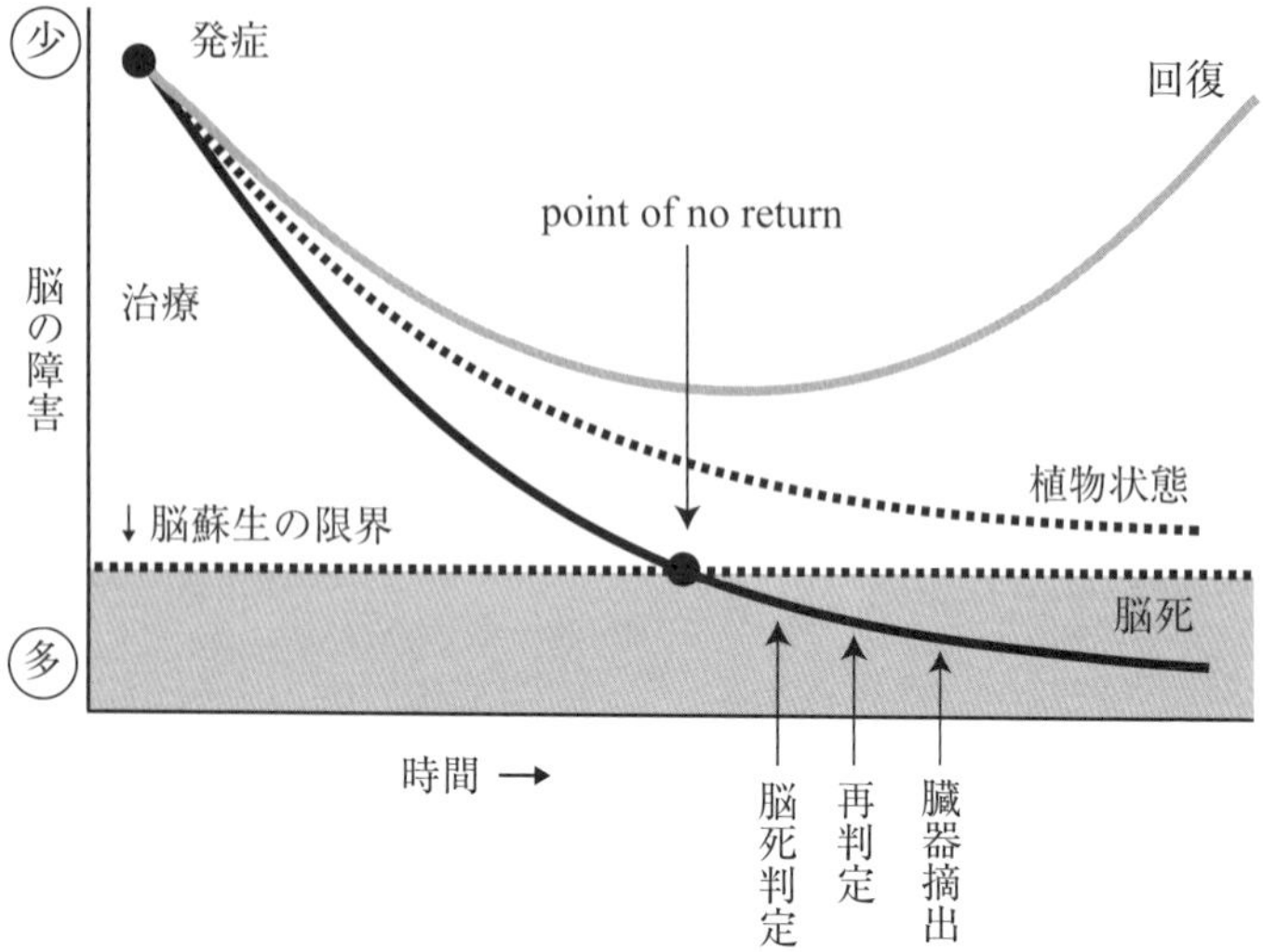

図表 2-6　不可逆性の説明図

（日本臓器移植ネットワークの資料をもとに作成）

ことを意味している。竹内基準がすべて満たされたと判定された段階では、もはや蘇生が不可能でなければならないことは言うまでもないが、常識的に考えて、蘇生の限界は脳死判定よりも前に訪れている。蘇生の限界は、英語では“point of no return”と言われ、日本臓器移植ネットワークは上のような図でそれを説明している。

図表二－六は私が少し書き加えたものだが、脳死者の障害の度合いを表す曲線と脳死蘇生の限界の線が交わったところが“point of no return”である。そのポイントを過ぎた後に、脳死判定がなされて臨床的脳死と判定され、それからさらに最低六時間の観察期間を経て再判定が行われ、それでも変化がない場合に法的脳死と判定さ

れる。この手順はすでに見てきたとおりだ。

ところが、理論上は蘇生されないはずの脳死者からの蘇生例が時々報告される。有名な例で言うと、二〇〇八年三月二三日にアメリカのＮＢＣニュースで放映されたザック・ダンラップ（Zack Dunlap）の例がある。ダンラップは二一歳の男性で交通事故により意識不明の状態となり、脳死と判定された。本人は臓器提供の意思表示をしていたため、移植の準備が着々と整えられたが、摘出手術の直前になって親族が反対し、急遽手術は中止になる。するとその後、奇跡的に彼は回復したのである。ニュースではダンラップ自身がインタビューに答え「医者が自分のことを死んだというのが聞こえた」と証言し、アメリカのみならず世界中に衝撃を与えた。

このような回復例が実際に報告された時、それを我々はどのように解釈すべきなのだろうか。解釈は、大別すれば、だいたい二通りに分かれるようだ。

脳死に対して肯定的な立場の人たちは、脳死判定の段階において、医者が判定ミスを犯してしまい、本来は脳死とは呼べない状態の人を脳死としてしまったが故に回復したのだ、と主張する。対して、脳死に対して否定的な立場の人たちは、脳死の判定基準そのものが完全ではないうえに、脳はまだブラックボックスのような存在なのだから、ごくわずかな例であるとはいえ回復することは十分にあり得るのだ、と主張する。どちらの解釈であれ、少数の、本来ならば回復するはずの人たちを犠牲にしてしまっている点では変わりはない。前者は、医者の判定ミスという個別事例に原因を求め、後者は判定基準や定義という原理的なところに原因を求めるわけだ。

不可逆性については、また、このような問題点もある。脳死者からの臓器移植が一般的になればなるほど、救急医療が遅れてしまうという批判である。

どういうことかというと、救急医療とは、瀕死の人を救う医療である。その発展のためには、先の図で言えば、脳蘇生の限界を下回らないようにする努力や研究、あるいは、"point of no return"を少しでも先延ばしにする努力や研究が不可欠である。図表二－六では、植物状態の人と脳死の人とが最初から別の曲線で表わされているために、両者は初めから別々に存在するような印象を受けてしまうが、別々の曲線で描かれることは結果を振り返った後では言えるものの、逼迫した救急医療の現場では、植物状態になるか、脳死になるかの瀬戸際で治療を行っているのであり、曲線が最初から二つあるわけではない。初めからどちらになるのかが見えているならば、救急医療はどんなにか楽だろう。しかし、脳死者からの臓器移植が一般的になればなるほど、脳死はそれで終わりではなくなる。脳死者から臓器を移植すれば確実に誰か別の患者を助けられるという意識が医者に強く働くようになるわけだから、瀕死の人と移植を待つ患者とを秤にかけて、確実に助かる人を助ける傾向が強まるのではないか。

医療は患者を秤にかけたりはしない、と信じるかもしれないが、そうとも言えない。日本は、世界各国と比較すると脳死臓器移植がかなり遅れていた。つまり、脳死者からの臓器移植ができなかったため、瀕死状態の人を助けるという選択しかなかった。その遅れていた日本で、画期的な救急医療が開発されたという前例があるからだ。

それは、脳低（体）温療法という。日本大学板橋病院に勤めていた林成之医師が開発した医療で、近年でも、元サッカー日本代表監督のオシムやF1ドライバーだったシューマッハがこの療法を受けて一命を取りとめたというニュースがあった。

林医師によれば、脳への血流は、単に脳へ酸素を送り込むだけの役割を担っているのではなく、ラジエーター（冷却装置）の役割も担っているという。脳は熱に弱いため、温度が上がった血液が脳へ送り込まれ続けるとそれだけで脳細胞が破壊されてしまう。ならば、救急の際、身体全体を冷やして、一時的に体温を下げ、脳へ高温の血流がいかないようにすれば、そのことで脳の機能は保たれ、次第に回復されるのではないか、と考えたらしい。発想は明快で、意外と単純に思えるが、実際にこれが標準的になるのにはかなりの試行錯誤があった。現在では三二度まで下げるのがベストであることがわかっているという。

勘違いしている人もいると思うので付け加えておくが、脳低（体）温療法は脳死者から回復させる術ではない。脳蘇生の限界を超えてしまったら、脳低（体）温療法でも回復させることはできない。脳死になりそうなギリギリの患者を脳死にさせないための医療技術であり、これが脳死臓器移植後進国だった日本で開発されたことに意義があるのである。

④ 生の始まりと脳死の不整合性

脳死は従来の死のあり方を変えたが、死が変わることは、当然、生が変わることでもある。両者の関係性を見ていくことにしよう。

いま脳死の定義に従って「全脳の機能停止」が「死」だとするならば、「全脳の機能がある状態」が「生」ということになる。三徴候死は、脳（脳幹）、心臓、肺という身体の重要な部位の機能を総合して生死を捉えるが、脳死は脳の機能の有無のみで生死を区別する考え方であるからだ。

では、以上の考え方を生の始まりに適用してみるとどうなるか。受精卵から始まって出産に至るまでのどの段階で人間の生が始まるのかはそれだけで大問題であり、様々な考え方がある。取り敢えずここでは「全脳の機能あり＝生」としてみると、生の始まりは妊娠約八週目頃と言えるだろう。妊娠八週目というのは、「胎芽」と呼ばれていた存在が「胎児」になる頃であり、脳やせき髄の神経細胞の約八〇パーセントがつくられる時期である。その頃には脳の機能はほぼできあがっているのだから、その時点では生は始まっていると考えなければならないはずだ。

ところが、現在の日本では、妊娠二二週未満までは人工妊娠中絶が可能である。では、どうして二二週に設定されているのだろうか。

一九九六年に、それまで人工妊娠中絶を規定していた優生保護法が見直され、母体保護法ができた。その母体保護法の第二条二には人工妊娠中絶の定義として次のように書かれている。「この法律で人工妊娠中絶とは、胎児が、母体外において、生命を保続することのできない時期に、人工的に、胎児及びその附属物を母体外に排出することをいう」（傍点山本）。要するに、二二週目までだと胎児を母体外に出したとしてもその胎児が生命を保続（維持）できない、そのことを以て中絶可能時期としているわけである。これは一般的に母体外生存可能性（viability）と呼ばれている。

　とここで、勘のよい人はすぐに気付くだろうが、母体外で生存できるか否かは、胎児の問題というよりは、その時々の医療レベルによって異なるのではないか。その通りである。医療レベルが低ければ出産の予定時期寸前になるまで胎児は母体内にいないと助けることができないだろうし、医療レベルが今後ますます高まっていけば、二二週よりも前、もっと妊娠初期であっても生存することが可能になるに違いない。

　事実、二〇一〇年にドイツでは妊娠二一週と五日で誕生した四六〇グラムの女児が、翌年に無事退院している（二〇一一年四月二五日ＡＦＰ）。妊娠期間の短さはその時点で世界記録だと報道されていた。また日本では、二〇一三年に静岡県立こども病院で、妊娠二六週で帝王切開し、わずか二七七グラムで誕生した女児が約半年後に無事退院している。これらはひと昔、ふた昔では考えられなかったことだろう。

　母体外生存可能性の限界は、現在は二二週未満になっているが、一九七六年から一九九〇年までは二四週未満に定められていた。一九七六年より前は、いま考えると恐ろしくもあるが、なん

っている。

と妊娠八カ月未満まで中絶が可能であった。医療の進歩とともに生存可能性の期間は確実に早まっている。

もう一つついでに補足すると、この「〇〇週未満」という定めは、母体保護法の条文には一切書かれていない。厚生省（当時）の事務次官通知「優生保護法により人工妊娠中絶を実施する時期の基準について」（一九九〇）で定められたことである。法律に記載されてしまうと、医療レベルの高まりに伴って逐一法改正をしなければならなくなるが、事務次官通知ならばそれは不要である。今後早まっていく可能性が想定されているわけだ。

話を元に戻そう。脳の機能の有無で生死を捉えるならば、妊娠八週目から人の生は始まると考えるのが妥当であった。となると、よく考えてもらいたいのだが、妊娠八週から二二週までの間に中絶をするということは殺人にあたらないだろうか。すでに脳の機能がある胎児のいのちを人工的に奪っているからだ。脳死が死と認められるのは、脳死状態にある者の脳の機能がないから死と言えるのであり、もし脳死者の脳が機能していたら死んでいるとは見做されなくなるだろう。同様に、胎児の脳の機能がまだないならば生は始まっていないと言えるが、胎児の脳が機能しているならばその胎児を堕ろすことは、殺人になるはずである。

脳死ではなく、三徴候死で捉えるならば、どうなるか。三徴候死とは、脳（脳幹）、心臓、肺すべての機能が失われる状態のことを意味する。この状態に陥ってしまうと、現在の医療レベルで

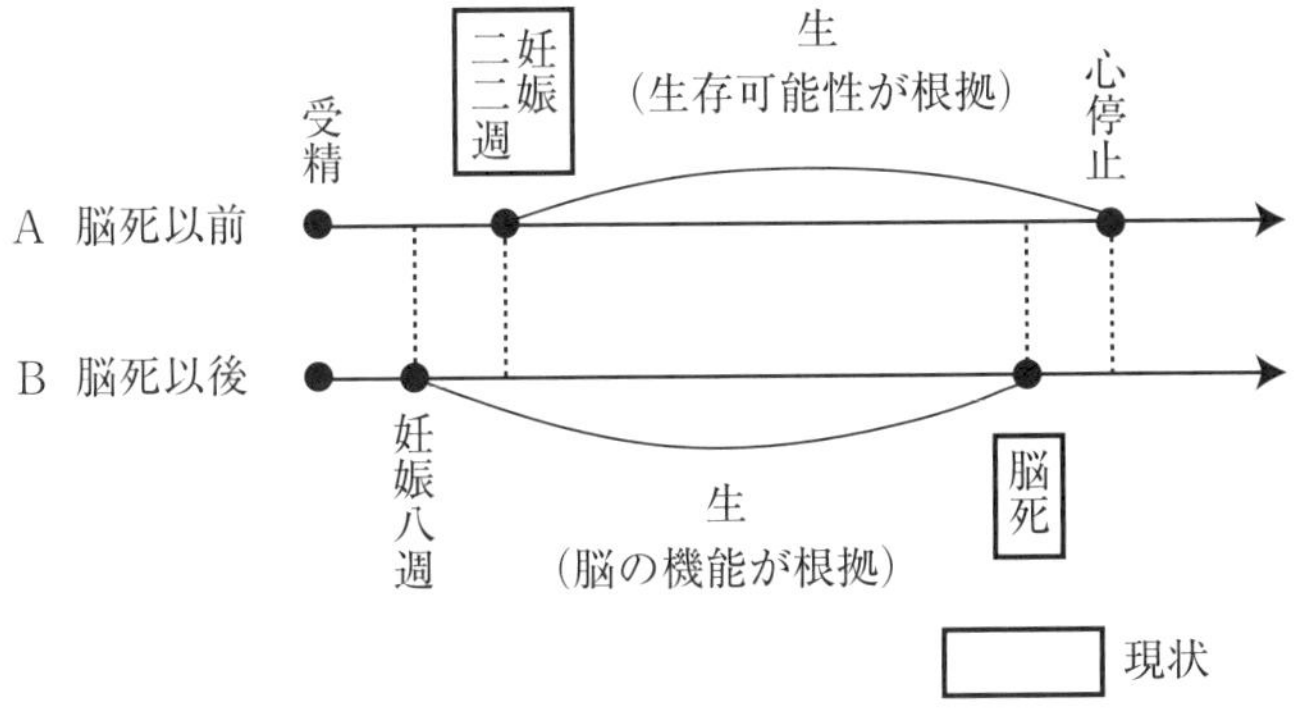

図表 2-7　生の始まりと生の終わり

はもはや助けることができない。つまり、人工呼吸器などどんな最先端の蘇生技術を以てしても助けられないのであるから、「母体外」という表現を冠することは奇妙だが、いわば（母体外）生存可能性が失われていると言える。要するに、妊娠二二週以降から三徴候死までの間で生存可能性が認められるという意味では矛盾がない。

以上を整理すると図表二-七のようになる。

Aは三徴候死を基準に生の幅を考えた図である。この図では、妊娠二二週以降から三徴候死までが生きていると見做され、その根拠は（母体外）生存可能性になる。一方のBは脳死を基準にして生の幅を考えた図であり、ここでは脳の機能があることを根拠に妊娠八週目から脳死までが生と見做されている。AかBのどちらかで統一するならば矛盾はない。だが、現行でどうなっているかといえば、脳死という死が見做される一方で、中絶可能な期間が早まることなく、妊娠二二週未満になっており、矛盾しているのではないか、というのがこの問題の骨子である。

以上、脳死とは何であり、その問題点は何であるのかを我々はみてきたが、ここまでの考察から、脳死は脳死だけの問題では完結しないことが何となく解ったのではないだろうか。脳死には臓器移植の問題が絡んでくる。否、臓器移植が絡んでこなかったならば、おそらく脳死はこれほど社会問題はならなかったはずなのだ。次章では、脳死と臓器移植について見ていくことにしよう。

参考文献

竹内一夫『脳死とは何か　基本的な理解を得るために』講談社、一九八七年
竹内一夫『不帰の途　脳死をめぐって』信山社、二〇一〇年
ジョン・ロック『人間知性論』中央公論社、一九八〇年
山口研一郎監修『脳死・臓器移植　Q＆A50ドナーの立場で〝いのち〟を考える』海鳴社、二〇一一年
厚生省研究班「昭和五九年度研究報告書」一九八五年
厚生省「小児における脳死判定基準に関する研究班平成一一年報告」二〇〇〇年
小松美彦ほか編『いのちの選択　今、考えたい脳死・臓器移植』岩波書店、二〇一〇年
Shewmon D.A., Chronic "brain death" Meta-analysis and Conceptual Consequences, *Neurology*, 51, 1998（アラン・シューモン「長期にわたる「脳死」——メタ分析と概念的な帰結」小松真理子訳、『科学』第七八巻八号、

岩波書店、二〇〇八年）

Dillon, W.P.et al. , Life Support and Maternal Brain Death During Pregnancy, *JAMA*, 248（9）, 1982

佐藤芳昭他「脳死患者の経膣分娩の例」『婦人科治療』永井書店、一九八五年

中島みち『見えない死　脳死と臓器移植』文藝春秋、一九九四年

中島みち『脳死と臓器移植法』文藝春秋、二〇〇〇年

立花隆『脳死』中公文庫、一九八八年

小松美彦『死は共鳴する　脳死・臓器移植の深みへ』勁草書房、一九九六年

日本臓器移植ネットワーク https://www.jotnw.or.jp/

NHK 林克彦&人体プロジェクト『これが脳低体温療法だ』ＮＨＫ出版、一九九七年

第3章　臓器、身体、そしていのちは誰のものか

脳死臓器移植

1　脳死の歴史、臓器移植の歴史

医学の進展とともに現れた脳死であるが、先にも述べたように、脳死者のほとんどは一週間程度で従来の三徴候死へと至るのだから、別離の時間が与えられただけだと積極的に解釈することもできなくはないはずだ。そして脳死者に内部意識がある可能性を否定できないならば、脳死者は生きていると見做し、無理に死へと押しやる必要性もないはずである。死を急ぎ、死者を少しでも多く出すことが社会の本来の目的ではないからだ。

しかし、実は、脳死は脳死で終わりではない。これから概観していくが、脳死の先には臓器移植が控えている。その臓器移植は、とにかく急を要する医療である。脳死状態から三徴候死に至るまでの約一週間以内に、意思の確認を行い、脳死判定をし、臓器を摘出し、臓器を運び、そして移植を終わらせなければならない。

つまり、脳死臓器移植には、死までの猶予と死までの焦燥がせめぎ合っているのである。それ

はまた、死の悲しみと生の希望のせめぎ合いでもある。このせめぎ合いが、問題を格段に難しくしている。様々な価値観や人生観、死生観を調整しながら、妥協点や解決策を探っていかなければならないからだ。これは、根気のいる厄介な作業だが、ある意味では、すぐれて倫理的な課題だともいえる。だからこそ、生命倫理学の諸課題の中でも脳死臓器移植は、とりわけ議論が盛んに交わされたのだろう。

臓器移植（organ transplantation）は、一般的に、臓器を提供する者（臓器提供者）と臓器を受ける者（臓器受給者）がいなければ成り立たない医療である。前者をドナー（donor）と呼び、後者をレシピエント（recipient）と呼ぶ。本書では、臓器移植は脳死との関連でしか扱わないために、あたかも「臓器移植と言えば脳死」のイメージを与えてしまうかもしれないが、臓器移植は脳死に限られるものではない。例えば、輸血。血液は「流れる臓器」とも言われるが、輸血は献血する者（ドナー）と輸血される者（レシピエント）がいなければ成立しない医療であるから、立派な臓器移植である。

その脳死と臓器移植は、それぞれ別の文脈をもって展開されてきた。別々の問題が、一九七〇年前後に脳死臓器移植という形でクロスすることになり、以後、この問題は医学・医療界だけではなく、社会に生きる様々な人の倫理観を刺激しながら、大きくクローズアップされていくことになる。まずは、その歴史の要点を押さえておくことにしよう。

脳死状態が世界で初めて報告されたのは、意外と古く、いまから一〇〇年以上も前の一九〇二年のことである。アメリカの脳外科医であるクッシングが「脳膿瘍《のうのうよう》の患者に、呼吸停止後、人工呼吸を施したら心停止までに二三時間を要した」ことを論文で報告したが、ここで取り上げられている患者が、今から振り返れば脳死だったと推測されている。自発呼吸が不可能になれば自ずと心停止に至ると信じられていたが、そうならないことが実際に起こり、かなりの驚きをもって受け止められたことが報告からはうかがえる。

注意してほしい点が二点ある。一点は、「脳死」という概念は当時存在していなかったため、その概念は論文で一切使われていないこと。もう一点は、脳死者は脳幹が機能しないので人工呼吸器をつけていると前章で述べたが、人工呼吸自体は人工呼吸器がなくても可能なので、呼吸器の開発以前から、脳死の報告はあったということだ。

この後、一九五〇年代に人工呼吸器が開発・実用化されたことで、クッシングと同じような臨床例が次々と報告されるようになる。しかし、それらの臨床例には長らく名称がなかった。フランスのモラレとグロンがそれを「超昏睡（Le Coma dépassé）」と命名したのは一九五九年のことであった。昏睡状態のことをコーマというが、これは西洋語ではだいたい共通の概念である。dépasser というフランス語は、「超える」「超過する」という意味ももちろんあるが、「（人の）理解を越える」という意味もある。つまりその臨床例は、「普通の昏睡状態以上の昏睡」「理解を越えた昏睡」として捉えられたわけである。

「超昏睡」と聞けば、普通の「昏睡」よりも深刻な事態であることは何となく伝わるが、両者にはどのような違いがあるのだろうか。その医学的基準を明確にすべきとの認識が広まり、世界初の基準が出されたのは、一九六八年、ハーバード大学医学部特別委員会によってだった。この基準は「ハーバード基準」と一般的に呼ばれ、①（外的刺激に対する）無感受性と無反応性、②運動もしくは呼吸の欠如、③無反射、④平坦脳波が基準となっている。補足すると、②で言われる呼吸の欠如は現在の基準にも取り入れられているが、運動の欠如は、その後ラザロ徴候の確認により否定されることになる。

そのハーバード大学基準の報告書では「超昏睡」という概念は使用されなかった。代わりに「不可逆的昏睡（Irreversible Coma）」という概念が使われている。超昏睡も、不可逆的昏睡も、臨床上はまったく同じ状態を指していることに注意してほしい。重要なのは、「昏睡」にせよ、「不可逆的昏睡」にせよ、両者はともに生きて<u>いる</u>ことが前提の概念だということだ。死んでしまった者は、もはや「昏睡」とは呼ばれない。

ところが、ハーバード大学基準でも少しだけ言及されているが、ちょうど一九六八年頃から、同じ臨床状態を指す第三の概念として「脳死（cerebral death, brain death）」という概念が使用され始めるのである。そして徐々に脳死の呼称の方が一般的になっていき、一九八一年にアメリカの大統領委員会が発表した「死の判定ガイドライン報告書」では、「脳死（brain death）」という概念が使われるだけでなく、その状態が死であることが明言される。そして同年に制定された「統一死亡判定法」では、脳死は三徴候死とともに死であるとはっきり規定された。

以上が、脳死の概略史であるが、大きな転換期は、ハーバード大学基準が定められてから「脳死」の概念が登場してくる一九六八年から六九年頃にある。なぜこの頃が転換期なのかは、臓器移植の歴史と重ね合わせてみないと分からないので、次に、臓器移植の歴史を見ていくことにしよう。

臓器移植が医療として確立するためには、いくつかの困難を克服する必要があった。まずは、臓器を摘出した後に、その臓器を問題なくレシピエントに移植・生着させることができなければならない。そのためには血管を縫い合わせる外科的な技術が求められる。血管縫合術が開発されたのは、一九〇二年、フランスの外科医アレクシス・カレルによってだった。カレルはその技術を開発した後、すぐに動物の心臓と腎臓の移植で実験を試みており、その功績で一九一二年にノーベル生理・医学賞を受賞している。

ところが、血管はきちんと縫い合わせることができても、それだけでは移植は成功しないことが判明する。問題点は主に二点あった。一つは、移植では臓器の鮮度が鍵を握るということである。例えば心臓はとても腐敗に弱く、摘出してから時間が経過してしまうと、いくら移植手術自体が成功してもその心臓は再び機能することがない。もう一つは、移植を受けた生体（レシピエント）で拒絶反応が起こり、臓器不全が引き起こされてしまうことである。これは免疫反応による。免疫とは、自己と非自己を区別する生体の働きであるが、他人の臓器はしょせん異物であるから、その臓器が自己のものではないと判断され、排除されてしまうのである。

この二つの難問が立ちはだかり、移植は遅々として進まなかった。一九五四年には、一卵性双生児の間で世界初の腎移植が成功するが、これが成功したのには、二つの特殊な理由がある。一つは、一卵性双生児だと拒絶反応が起こりにくいという理由であり、もう一つは、腎臓は二つあるためにドナーが健康ならば一つを摘出してもさほど重篤な影響を与えないという理由である。一だが、移植が標準医療として確立されるためには、一卵性双生児以外の人の間でもそれが可能になり、腎臓以外の様々な臓器でも移植ができるようにならなければならなかった。

ブレークスルーが起きたのは、一九六三年のことである。アザチオプリンという免疫抑制剤が実用化されたのだ。免疫抑制剤とは、その名の通り、免疫の抑制、つまり、生体の拒絶反応・防御反応を抑える働きをする。通常、例えば風邪やインフルエンザに罹患しても、それらが治るのは生体に細菌やウィルスを殺す免疫の働きがあるからだが、免疫抑制剤はその免疫の働きを強めるのでもなく、また、直に細菌やウィルスを死滅させるのでもなく、逆に、生体が本来持っている防御機能を抑えるわけであるから、生体にとってはかなり危険である。しかし、そのことで生体は移植された臓器を排除しにくくなり、移植が可能になるわけだ。これは、移植医療がかなり進んだ現在でも変わらず、臓器移植を受けた人は生涯にわたって免疫抑制剤を服用し続けなければならない。

免疫抑制剤開発後、堰を切ったように、移植は進められていく。一九六三年には肝移植、肺移植が、一九六六年には膵臓移植が人体で成功している。そして、一九六五年に日本移植学会が、一九六六年に国際移植学会が発足する。どんな学問でもそうであるが、新しい学問領域が一つの領域として認識されるためには、その研究に携わる者同士が集まり、情報を交換し、討論しあい、論文が積み重ねられなければならない。学会はそのための組織である。よって、移植医療が医学の中で一つの学問領域として認められ始めたのは、学会が発足した一九六〇年代半ばだと考えて差支えないだろう。

ところが、学会は組織され、移植医療も進んだが、まだ誰も移植を成功させていない臓器があった。心臓である。心臓移植は、現在でも、摘出されてから血流再開までに許される時間は四時間程度でしかないため、すでに心停止した死体からの摘出では難しい。かといって、生体から心臓を摘出すれば、殺人罪に問われかねない。死体からもダメ、生体からもダメ、という根本的なディレンマを抱えていた。

それでもきっと誰かが先鞭をつけるだろうという期待と不安が交錯するなか、世界で初めての心臓移植が行われたのは、一九六七年一二月三日のことであった。南アフリカの外科医クリスチャン・バーナード（1922-2001）が、二四歳の女性から心臓を摘出し、五五歳の男性へ移植をし、成功させたのである。この時は、心停止後の死体から心臓を摘出している。そしてレシピエントは、一八日間生存し、死亡した。

バーナードの世界初の心臓移植が南アフリカで行われたことは記憶にとどめておいてほしい。南アフリカと言えば、アパルトヘイト（人種隔離政策）で知られた国である。バーナード自身はこの政策には否定的だったと言われるが、結果的に見れば、差別が反映されている。ドナーとレシピエントの属性を比較すると、男性を生かすために女性が犠牲になっており、さらに言えば、中高年を生かすために、新鮮な臓器を持つ若い人が犠牲になっているからである。医療は、決して社会状況と無関係ではないことが理解されるのではないだろうか。

心臓移植は、バーナードの移植以後、まるで腕を競うように世界各国で行われていった。だが、心停止後の死体からの摘出では、やはり、レシピエントを長期間生存させることができない。と、その時、移植外科医の頭に超昏睡・不可逆的昏睡状態の患者が頭に浮かんだことは、想像に難くないだろう。彼らの心臓は新鮮なまま動いている。それを移植すれば、レシピエントの生存期間は格段にあがるはずである。

ここで、移植の歴史を脳死の歴史に重ね合わせてみよう。脳死のハーバード基準ができたのは

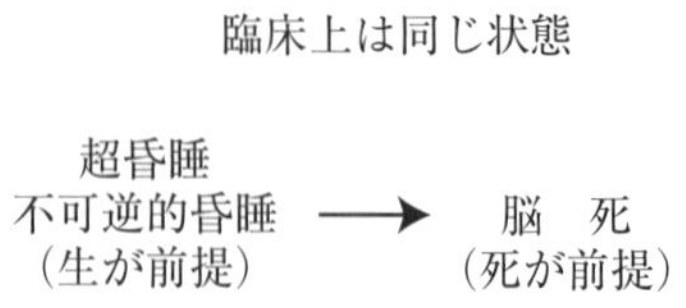

図表 3-1　概念上の大きな転換

一九六八年、バーナード移植の翌年である。そして、「脳死」という概念が登場するのもその頃だ。両者の歴史はまさにここで重なり合うのである。以後、徐々に「脳死」という概念は社会の中で定着していくが、その過程はまさに心臓移植が拡大していく過程と軌を一にしているわけである。

図表三－一を見てほしい。超昏睡、不可逆的昏睡、脳死は、何れも臨床上同じ状態を指している。要するに、どの概念を使おうが、医学的な定義、臨床上の状態に変わりはない。しかし、概念上では大きな違いがある。超昏睡と不可逆的昏睡はその状態の者が生きていることが前提なのに対し、脳死の場合は「死」の概念が織り込まれ、生きていることが見えにくくなっているからだ。器官や臓器の働きが不完全になることは、一般的に「不全」と呼ばれるのだから、「脳不全」でもよかったはずだ。にもかかわらず、あえて「脳死」と表現され、いわば概念に死が刷り込まれたわけである。この概念変更が、脳死状態を「死んだ」と見做す認識の社会的浸透に一役買ったことは、やはり否めないだろう。

2　和田移植　拙速すぎた心臓移植

「日本でも早晩心臓移植が行われることになるだろう」「しかし、初めての心臓移植はいったい誰がいつ行うのか」。世界初の心臓移植が行われてから、日本国内でも世間の関心は確実に高まっていた。そしてその時は意外と早く訪れる。バーナードの移植から約八か月後の一九六八年八月八日、外科医の和田寿郎が札幌医科大学で日本初の心臓移植を敢行するのである。その時すでに、全世界で三〇例目となっていた。

衝撃は相当なものだった。和田は、術後、英雄視され、移植を受けた宮崎さんとともに、連日のようにマスコミにその姿を現した。だが、移植から八三日後、宮崎さんは息絶える。その後、振り子は大きく逆に振れ、移植に対し、いくつもの疑念・疑惑が沸き起こってくる。そして結果的に和田移植は、移植医療のみならず、医療界全体に暗い影を長きにわたって落とすことになる。いまでは医療不信の原点とまで言われる和田移植の概要を見ていくことにしよう。

和田寿郎《じゅろう》（1922-2011）は、良くも悪くも、かなりの野心家だったようだ。「少年よ、大志を抱け」の伝統を継ぐ北海道大学を卒業した後、外科医としての腕を磨くためにアメリカに四年ほど留学する。アメリカではクリスチャン・バーナードと知り合っている。ということは、当然、バーナードが世界初の心臓移植をしたとき、和田は先を越されたと悔しく思ったことだろう。

帰国後、和田は母校の北大医学部への着任を希望するが、その望みは叶えられず、公立の札幌医科大学に助教授として就任する。以後、北大に対しては、かなりのライバル心を抱いていたようである。そのような野心に燃えた和田の札幌医科大での出世ぶりはかなりのものだ。新設された胸部外科の教授になったのは、なんと三六歳の時であった。まさに破竹の勢いである。そして四六歳の時、和田は日本初の心臓移植を行うことになるのだが、この移植は、ドナーもレシピエントも年齢が若かったことで知られている。これが単なる偶然だったかどうかはわからない。

札幌医科大学に、のちにレシピエントとして心臓移植を受けることになる宮崎信夫さんが他の病院から転院してきたのは、一九六八年の五月二八日のことだった。病名は僧帽弁狭窄兼閉鎖不全症で、宮崎さんは当時一八歳の高校生だった。

心臓は、左心房、左心室、右心房、右心室からなり、血液が逆流しないように四つの弁がある。僧帽《そうぼう》弁、三尖《さんせん》弁、肺動脈弁、大動脈弁だ。その中で、左心房と左心室をつなぐ弁が僧帽弁であり、宮崎さんの場合は、この弁が機能しなくなっていたため、人工弁にかえる必要があった。和田は、人工弁の開発もしていた。だが、七月下旬には人工弁への置換手術ではなく、「症状が重いから、移植しか道はない」と和田は心臓移植を本人に告げ、同意を得たとされている。

一方、結果的にドナーとなった山口義政さんは当時二一歳で、駒澤大学の四年生であった。同年の八月七日の昼、海水浴を楽しむために山口さんは小樽市の蘭島《らんしま》海岸を訪れていた。しかし、そこで昼過ぎに水難事故に遭ってしまう。すぐに小樽市内の野口病院へ搬送されるが、そこでは十全な処置ができないということで、夜の八時過ぎに、和田の所属する札幌医科大学病院の救急部へと緊急転院されることになる。その時点では、山口さんにはまだ意識があり、顔色も良く、「すぐに死にそうという感じじゃなかった」という証言が残されている。

常識的に考えれば、山口さんはまだ意識がある状態で緊急搬送されてきたのだから、まず行うべきは山口さんへの救急措置だろう。しかし、話は食い違う。和田は「患者を一目見るなり、これは助からない、いかんともしがたいと思った。限りなく脳死に近い状態だった」と証言し、すでに手遅れだったと主張している。そして、到着からわずか一〇分後には、静脈麻酔剤と筋弛緩剤を打ち始めているのだ。蘇生させようとする患者に筋弛緩剤を打っても蘇生にはならない。当直の麻酔科医は、和田たちの行為を目の当たりにし、慌てて止めに入るが、処置室から追い出されてしまう。

病院到着から約二時間四〇分後の一〇時一〇分過ぎ、山口さんは脳死と判定され、日付が変わった一時過ぎに家族から心臓提供の同意を得ている。その際、家族は精一杯の治療を続けてほしいと何度も懇願したが、和田は「心臓で困っている人がいる。二人駄目になるなら一人を助けてくれ。お宅さんのは駄目だ」と説明したという。深夜の二時五分から開胸手術が開始され、二時半に心臓摘出、レシピエントの宮崎さんへの移植手術が終了したのは明け方の五時半頃のことであった。

このように、改めて経過をたどってみると、山口さんが搬送されてから心臓摘出までに要した時間は、たったの六時間でしかないことがわかる。この間に、蘇生は困難との理由から処置が打ち切られ、脳死判定がなされた。脳死状態になったからといって必ずしも臓器提供をする必要はないし、日本では当時その前例もなかったわけだが、和田は山口さんの家族をどうにか説得した末に、心臓を摘出しているのである。現在では、脳死判定は二回行わなければならず、二回目の判定までには最低でも六時間あけなければならないが、このことから考えると、いかに短時間で事が進められたかがわかるだろう。

レシピエントの宮崎さんが、移植から八三日目に死亡すると、いくつかの疑惑が矢継ぎ早に起こってくる。疑惑は主に三点に整理できる。

一点目は、レシピエントの宮崎さんは、本当に心臓移植を必要とするほど重篤だったのかというものだ。心臓の弁を一つだけ人工弁に置換することを目的に転院したにもかかわらず、結果的には心臓を丸ごと置換される大手術を受けることになった。それも日本で初の手術である。もしそれほどまで重篤でなかったとしたならば、心臓移植を行うための人体実験として利用されたことになる。

二点目は、ドナーとなった山口さんに対して、適切な救命措置が取られたのかという疑惑である。

山口さんは、心臓を提供するために転院したのではない。自身の救命措置のために転院したわけである。にもかかわらず、病院へ到着してわずか一〇分後には救命措置とは無縁の筋弛緩剤が打たれており、どう考えても不自然さが残る。

そして三点目は、山口さんは本当に脳死だったのかという疑念である。当時はまだ竹内基準はなかったが、ハーバード大学基準は、実は、和田移植が行われる三日前の八月五日に発表されていた。しかし、おそらく和田はそれを参照にしながら脳死判定をしていない。というのは、ハーバード基準には、前述したように、四つの検査項目があるが、「それらすべてを少なくとも二四時間あけて再テストすべき」と書かれているからである。山口さんは、脳死判定から四時間後には心臓を摘出されており、もちろん再テストもされていないが、これは当時の基準に従っても異例だ。また、山口さんの家族の同意は得たというものの、肝腎の山口さん自身が臓器提供に対してどう考えていたかは不明のままである。

移植から約四か月後、刑事告発が起こった。念のために述べておくと、民事事件とは違って刑事事件は、日本では個人（私人）が起訴することはできず、できるのは検察官のみである。その検察の捜査機関に対して、犯罪事実を申告して処罰を求めるように民間人が意思表示をするのが告訴・告発である。告訴は犯罪の直接の被害者やその親族が行うものであり、告発はそれ以外の第三者が行うもののことをいう。和田移植の場合は、告発であった。一九六八年一二月に大阪市の漢方医らが和田を殺人容疑で刑事告発した。

もちろんこれを受けて、捜査機関は本格的に動き出すのだが、捜査は難航を極める。というのは、医療機関に強制捜査が入ることはほとんどなかったうえに、数々の証拠隠滅が行われていたからだ。例えば、ドナーとなった山口さんの心電図記録は、搬送から心臓摘出までの六時間あまりずっととられていたにもかかわらず、そのほとんどは廃棄されていた。脳死判定に必要不可欠なはずの脳波も計測された形跡がなかった。さらに、山口さんの真の死因は解剖してみないと判らないが、遺体は解剖されず、移植の翌日には荼毘に付されてしまっていたのである。

それだけではない。レシピエントの宮崎さんの元々の心臓、つまり、僧帽弁が不全だった心臓は、手術後、なぜか行方不明になる。約半年後、ホルマリン漬けになった心臓が発見されるが、あろうことか、僧帽弁をはじめとした四つの弁はすべて切り取られた状態で見つかるのである。さらに、それらの切り取られた弁を心臓本体の切断面と合わせてみたところ、大動脈弁は合致しない、つまり、他人の弁であったという。

宮崎さんは、死後、病理解剖されている。その結果、心臓は通常の四倍近くまで肥大し、緑膿菌などによる感染症で体内に多量の出血が見られ、腹水は黄色い膿だらけだったことが判明した。これはつまり、心臓移植そのものの失敗を意味するものではなかった。術後に当然起こる拒絶反応を甘く見過ぎていたがための失敗、つまり、免疫抑制剤や抗生剤などが適切に使用されず、術後管理がいい加減であったが故の死亡だと結論づけざるを得ないものだった。和田は、どこまで拒絶反応に関する正しい知識を持ち、どのくらい真剣に術後管理を考えていたのだろうか。

だが結論を言えば、和田は起訴されなかった。一九七〇年に札幌地検が嫌疑不十分で不起訴、その後、札幌検察審査会に再捜査要求が出されるものの、一九七二年に再び嫌疑不十分で不起訴になる。日本では刑事裁判で検察官が起訴した時の勝訴率は九九パーセントと言われるほど極端に高い。これは裏を返せば、有罪の立証が確実にできない裁判は起訴しないことを意味している。有罪か無罪かを争う場が司法の場であるはずなのに、有罪と立証できないと予想されたら不起訴になるのでは、本来の司法の役割は何なのか問い直したくもなるが、ここには検察官のプライドが垣間見られる。和田の心臓移植に関しても、おそらく証拠が十分に整わず、有罪であることを裏付けできないと判断したのだろう。

裁判で白黒の決着が着かなかったことも手伝って、釈然としない雰囲気のまま心臓移植は日本の医療界でタブー化していくことになる。国内で二例目の心臓移植が行われたのは、なんと、一九九七年に臓器移植法が制定されてから二年後の一九九九年のことである。和田移植から三一年の歳月が経っていた。

この和田移植はまた多くの作家の想像力を刺激し、数々の小説の題材にもなっている。移植当時、札幌医科大学の講師を務めていた渡辺淳一（1933-2014）は、手術の翌年に『小説・心臓移植』（のちに『白い宴』へと改題）を著し、それを機に大学を離れた。吉村昭（1927-2006）は、綿密な取材に基づいて『神々の沈黙』という小説やその創作ノート『消えた鼓動　心臓移植を追って』を書いている。

以上の事件を改めて振り返ってみると、日本での脳死臓器移植の第一例は、実に不幸な始まりだったといえる。だが、生命倫理学はそのような事件からこそ多くを学び、それを踏み台にして強靭に鍛えられていく学問だ。では、ここから何を学べばよいのだろうか。

もちろん、脳死の判定基準、脳死者からの臓器移植の正当化、ドナーやレシピエントになるための要件の明確化などは真っ先に検討しなければならない課題である。それらは竹内基準の制定を経て、のちの臓器移植法などに盛り込まれることになる。

他に何を学ぶべきか。和田は移植を医療として行ったのだろうか、それとも医学研究の一環として、つまり臨床研究として行ったのだろうか。医療と医学は、目的も方法も異なる行為である。この区別を和田はそもそも認識していたのか。もし例えば最先端の医学研究として心臓移植を行ったならば、それは研究者が被験者に依頼する行為であるため、被験者にはリスクなどをきちんと説明したうえで同意を得なければならない。さらに、研究の計画書（プロトコル）や結果に関しては密室で執り行なわれてはならず、ネガティヴな結果が出たとしてもそれを社会に周知させるために公開される必要がある。

また、たとえある医者が、功名心や知識不足などから不適切な医療行為をしたとしても、その暴走を止めるためのシステムがあれば、問題は深刻化しないで済んだはずだ。これまでの医学倫理教育は、人格の陶冶など医者個人に対するものが中心であり、医者の人格さえ優れていれば問題は起きないということが暗黙の前提となり進められてきた。だが、それには限界があるという認識が不可欠だろう。どんなに有徳な人物でも、人間である以上、道を外すことはある。その時に、それを阻止するだけのシステムがなければならない。そのシステム構築に応答できる倫理が求められている。

そして、何よりも重要なのは、脳死判定の基準が定められ、脳死判定された人から臓器が取り出されることが可能になったとしても、はたして脳死が本当に人の死なのかということが問われなければならない。臓器移植法は、この問題を棚上げにしたまま、臓器の摘出を認めている。従って、この問いは依然として問われ続けなければならないのである。

3　改正臓器移植法の問題点

和田移植により、日本における脳死下での臓器移植は約三十年間も足踏みすることになったが、現在ではもちろん移植は可能である。一九九七年に制定・施行された臓器移植法でそれは認められた。さらにその臓器移植法は二〇〇九年に改正され、翌年から改正臓器移植法が施行されている。法律が制定されるまでには紆余曲折があった。本来ならば、そのことについても述べるべきだが、紙幅の関係で本書では割愛する。

改正臓器移植法により、何がどのように変更されたのかを多くの人が理解していないように思われるが、脳死の問題は決して他人事ではなく、日常の観点からしても重要であるため、本節では改正のポイントとその問題点を三点に絞ってまとめてみよう。自分がドナーになる意思があるかないかを念頭に置きながら、考えてほしい。

① 臓器提供に関する意思表示について

旧　本人の書面による意思　＋　家族の意思
　　　↓
改　家族の書面による意思（承諾）
　（ただし、本人は拒否が可能）

細かいことを言うようであるが、「意志」と「意思」は、ほぼ同じ意味でありながら表記が異なっている。哲学・倫理学では「意志」の表記が用いられ、法学では「意思」と表記されることが慣例だ。臓器提供で問われるのは、法律との関連で問われる概念になるので、「意思」と表記することにする。

二〇〇九年に改正されるまでの臓器移植法は、世界一厳格とまで言われるほど、意思表示に関しては厳しい要件が課せられていた。その要件とはこのようなものだ。脳死になった場合、まず本人がドナーになることを書面で同意していることが絶対不可欠であり、そればかりではなく、さらにその本人の家族がその同意を拒まない時に限って、移植が認められたのである。つまり、本人と家族両方の意思があることが、ドナーになることの条件であった。ということは、当然、意思表示をしていない人がドナーにされることはなかったわけである。

いまでも、意思表示をしていなければ、自分が脳死になっても臓器は摘出されないと信じている人が多いが、現行はそうなっていない。それでは、どのように改正されたのか。簡単に言えば、同意よりも拒否の方が重要になり、本人の意思よりも家族の意思の方が重要になった。細かく見ていこう。

本人が臓器提供を拒んだ時は、提供はされない。これは当然だろう。この場合、拒否するということは、基本的に、「臓器移植意思表示カード（通称「ドナーカード」）」で「臓器を提供しません」に印をつけていることを意味する。因みに、意思表示は、臓器移植ネットワークが配布しているドナーカードでなくても構わない。運転免許証や保険証の裏への記載でも有効だし、自分で作ったオリジナルのカードでも有効だ。とにかく、拒否の意思が遺っていれば、それは認められる。さらに「ガイドライン（「臓器の移植に関する法律」の運用に関する指針）」によれば、書面によらない形でも、拒否の意思が伝わっていれば、それは有効とされる。

いまでも多くの人は、意思表示そのものをしていないのではないだろうか。意思表示自体をしていない場合、改正前では移植はできなかったが、改正後は、家族が移植に書面で同意さえすれば、可能になった。つまり、本人がたとえ移植されるのが嫌だとしても、積極的に「提供はしません」と事前に申し出ていない限り、家族の意思によって移植される可能性がでてきたわけだ。

臓器移植法には、改正前も、改正後も、「脳死は死である」とは一言も書かれていない。では何と書かれているのかというと、第六条に「医師は、次の各号のいずれかに該当する場合には、移植術に使用されるための臓器を、死体（脳死した者の身体を含む。以下同じ。）から摘出することができる」と書かれている。要するに、脳死状態の者が生きているか、死んでいるかという原理的な問題は棚上げにしたまま、脳死状態になった者からの、移植のための臓器摘出を認めているのである。また、脳死という死が認められるのは、臓器提供をする場合に限ってであるとされているため、日本では、「脳死状態（法的脳死）」になっているが、臓器を提供しない人」が出現することは、理論的には、あり得ない。脳死と臓器移植は密接に結びついている。

図表三－二を見てほしい。今まで述べたことを図で整理してみよう。

改正前は、出発点として、つまり、デフォルトとして、すべての人が原則的に三徴候死を死とする社会にいることが前提であった。「脳死は人の死」と認める特別な枠が社会の中にあるとすると、すべての人はまずその枠の外に立っていた。そこから自分の意思で、脳死を人の死と認めて脳死下での臓器提供をしたい人だけが、進んで枠の中に入っていくルールになっていた。

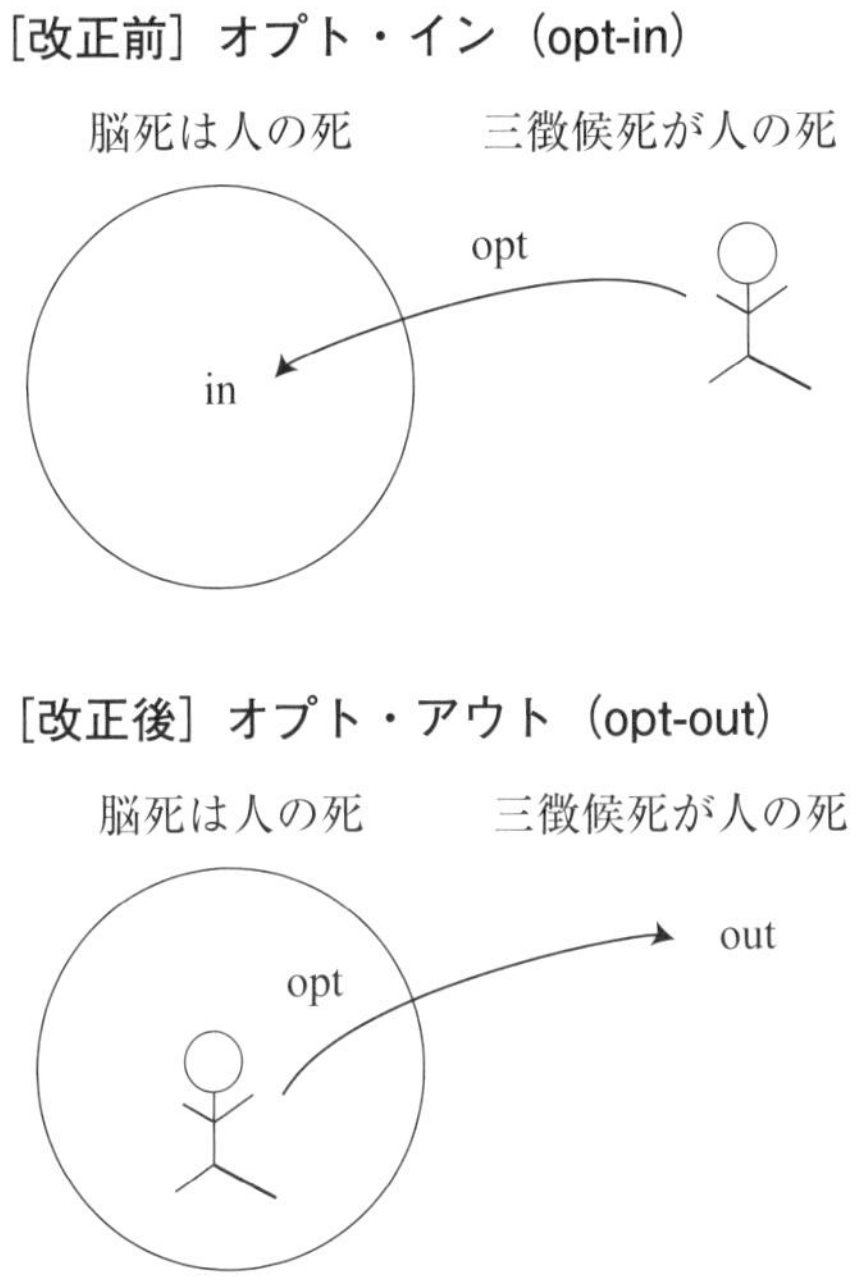

**図表 3-2　オプト・イン方式から
オプト・アウト方式へ**

このような方式を「オプト・イン方式」あるいは「コントラクト・イン方式」という。オプト（opt）とは、英語で「選ぶ・選択する」の意味であり、イン（in）は「中へ」の意味であるから、「オプト・イン」とは「選んで中へ入っていく」ことを意味する。「コントラクト・イン」の場合は、「契約して（contract）中へ入っていく」という意味である。

オプト・インの図では、出発点としてすべての人が「脳死は人の死」とする枠の外に立っているから、本人が何の意思表示もしなければ、本人がたとえ脳死になっても何も起こらない。脳死状態ではまだ生きているとされ、三徴候死が訪れて初めてその人は死んだと見做される。このようなオプト・イン方式を採る国は、アメリカ、イギリス、ドイツ、スウェーデン、韓国などで、どちらかというとアングロ・サクソン系の国が多い。

一方、改正後の図を見てほしい。この図では、すべての人が出発点として枠の中に入っている。つまり、我々は脳死を人の死だと認める社会の中にすでにいることが前提となったのである。だから、脳死は死とは認められず、臓器提供もしたくないと考える人は、積極的に拒否の意思表示を選択して、枠の外へ出ていかなければならなくなった。「オプト・アウト」である。もし意志表示を何もしていないならば、脳死になった場合、枠の中にそのままとどまることになるため、脳死臓器移植の話は進んでいく。もちろん日本では、最終的には家族の同意が必要であるから、臓器移植の話は家族に振られることになる。本人の意思が不明のまま、臓器提供の可否を決定しなければならない家族は、かなりの負担を強いられるだろうから、家族に負担をかけたくないと思うのであれば、同意であれ拒否であれ、意思表示を生前にしておくべきである。この方式をとる国は、比較的ラテン系の国々が多い。

現行の意思表示のあり方は、以上の通りだが、オプト・アウト方式の問題点としては、こういうケースが考えられる。ある人が脳死になり、本人の意思表示が確認されなかったため、家族の意思で臓器移植が行われた。その後、本人の書斎で遺品の整理をしていたら、そこから「拒否」の意思表示をしたドナーカードが見つかった。こういうケースである。このようなケースがこれまで報告された例はないが、仮にあったとしても、そのドナーカードは破棄されてしまうのではないか。これは単なる邪推だろうか。改正前のオプト・イン方式では、本人が同意の意思を書面で表示されているのが確認されない限り、話は前へ進まなかったため、こういうケースは考えられなかった。

さらに、今後の展開を予想すると、現行よりも進んだオプト・アウト方式が将来的に採用されることも十分考えられる。現行のシステムは、本人の意思であれ、家族の意思であれ、意思の確認が必須ということは、臓器が個人の所有物であることを暗々裏に認めているからだろう。家族が意思表示の機会を与えられているのも、臓器が個人の所有物でそれの相続人と考えられているからだ。

しかし、脳死臓器移植によって、死を待つだけだった多くの人が助かることは確かで、特に心臓移植は、それでしか助からない患者にとっては最後の一縷の望みを叶えるシステムであるのだから、原則、脳死後の臓器は個人の所有物とは認めず、公共財とするという考え方を前提にシステムを組み立てることもできる。

要するに、脳死になったならば、その時点から臓器は個人を離れ公共財になるわけだ。公共財を管理しそれをどのように使用するかは国の権限であるため、国が脳死下での臓器摘出は必ず行うよう指導する。そのように考えると、家族の同意も必要ない。スペイン、ベルギー、イタリア、ギリシアなどではこの方式がすでに採られている。オランダも同様の方式を導入する予定だという。

この考え方は、公共という名のもとで、国家権力が個人の身体にまで深く関与する発想であるため、一つ間違うと危険なことは言を俟たない。このシステムに対して否定的な考えを抱く人もいるだろうから、拒否の意思表示をして枠の外に出ていくというオプションは必ず残るだろうが、意思表示をしていない大多数の人からは強制的に臓器を摘出することが可能になるため、慢性的な臓器不足への特効薬になることは間違いない。

② 臓器提供可能年齢について

旧	一五歳以上
	↓
改	年齢制限なし

改正前の臓器移植法では、一五歳以上の者しか臓器を提供することができなかった。なぜ一五歳に設定されていたのかというと、民法第九六一条に記載されている「満一五歳に達したものは、遺言を残すことができる」に合わせていたからである。臓器提供の意思は、いわば遺言の一種と見做されていたわけである。

このような制限があれば、当然ながら、一五歳未満の臓器移植はできない。大人の臓器提供者はいてもサイズが合わない。国内で臓器移植を望むこども（一五歳未満）は、海外で移植を受けるしかなく、実際に、何人ものこどもがやむなく渡航していたのである。

心臓移植の場合はアメリカに渡ることが多い。ここで考えておかなければならないのは、臓器提供者の数はどこの国でも限られているために、アメリカでも心臓移植を望むこどもは大勢いるということだ。日本人が心臓移植のために渡米してきて、アメリカ人のこどもの移植の機会を奪っていったらアメリカ人も快くは思わないだろう。積もり積もれば文化摩擦や外交問題にも発展しかねない。そこで、アメリカでは、各医療機関で前年度に実施した移植件数の五パーセントまででしか外国人患者には移植しないというルールをＵＮＯＳ（全米臓器配分ネットワーク）が定めていた。だが、移植待機者数は、どの国でもそうだが、年々増加し、臓器不足はますます深刻になっていく。

二〇〇八年五月二日に、以上のような流れを受けて、国際移植学会は「イスタンブール宣言」（臓器取引と移植ツーリズムに関するイスタンブール宣言）を採択する。その宣言では、臓器取引や移植ツーリズムを禁止するとともに、渡航移植に関して、次のような原則を定めている。「国や地域は、自国あるいは近隣の協力の基に、臓器を必要とする者のために必要な臓器を確保し、臓器提供の自給自足を達成するための努力をすべきである」。要するに、渡航移植の自粛と自国内での自給自足を言い渡したわけである。

少し補足すると、この原則に「近隣の協力」が入っているのは意外に思われるかもしれない。これは、ヨーロッパでは臓器移植が一国内で閉じておらず、「ユーロ・トランスプラント（Eurotransplant）」「スカンディア・トランスプラント（Scandiatransplant）」といった、複数の国や地域にまたがる臓器斡旋組織があるためである。そして、イスタンブール宣言の後、ＷＨＯ（世界保健機関）も同内容の新指針を承認している。

渡航移植ができないとなると、日本国内で臓器移植を望むこどもは八方ふさがりである。海外でも、国内でも、移植ができないからだ。まさに衰弱死するしかない状況だ。これではあまりにも不憫だということになり、国内の臓器移植法を改正し、一五歳未満のこどもでも臓器提供できるように整えたわけである。現行では、原則、〇歳のこどもから提供が可能になったが、「法律施行規則」で生後一二週未満の者は除外されており、ドナーになることはできない。これは、一二週未満のこどもでは、脳波検査が技術的に難しいことや脳死症例に関するデータがまだ蓄積されていないためである。

このような経緯で年齢制限は原則撤廃されたが、実際はどうなっているのかといえば、極めて厳しい状況が続いている。改正から約七年半が経過した二〇一七年一二月三一日現在で、一五歳未満のこどもの脳死下での臓器提供者はたったの一五人のみである（ただし、「六歳以上一八歳未満の提供者」としか公表されていない提供者が他に二名いる）。だいたい年間二人のペースだ。さらに六歳未満の提供者に限れば、まだ四件しかない。つまり、制度上は可能になったが、現実的には国内での移植はほとんど期待できない。

そのため、いまでも日本人の渡航移植は相変わらず続いている。例えば、一人のこどもがアメリカで心臓移植を受けるとすると、どのくらい費用がかかるかご存じだろうか。なんと、約二億円が必要である。一昔前はその半分くらいだったが、イスタンブール宣言後、明らかに高騰している。アメリカは、自由診療が基本の国なので医療費がもともと高く、心臓移植ともなると、病院へ予め納めなければならないデポジット（預り金）だけでも億を超えてくる。アメリカは世界的に見ても臓器移植先進国であるが、それでも提供される臓器が潤沢かと言えば、決してそうではなく、先ほども指摘したように、日本と同様に臓器不足が年々深刻になってきている。だからこその渡航移植制限なのだが、それを破ってでも渡航してくる日本人は、完全な売り手市場のなかで、何か足元を見られているような気がする。

こどもの平癒を願う親の気持ちはおそらく平等だろう。どんな手段を使ってでも自分のこどもを助けたいと願う気持ちも自然である。しかし、気持ちだけではどうにもならないことがある。気持ちを実現させるためには、金銭のことも含めて、様々な社会的制約をクリアしなければならないからだ。日本人でも、さすがに二億円を支払える親はかなり限られるだろう。ならば、どうしているかというと、募金に頼っている。「〇〇ちゃんを救う会」といった会の募金活動を街で見かけたり、ニュースで聞いたりしたことはないだろうか。そのような募金活動が報道されると、日本はやはり裕福な国だなと思わされるが、たいていの場合は目標金額まで届いているようだ。

さらに、二〇一七年一二月に政府は、渡航移植にかかる費用の一部を保険給付する方針であることを明らかにした（二〇一七年一二月一二日）。その報道によると一〇〇〇万円程度を一〇人以内に給付することになる見込みだという。イスタンブール宣言があるにもかかわらず、渡航移植に公的資金が投入されることになると、今後、国際的な批判が起こる可能性も十分に予想される。

それでは、一五歳未満のこどもが脳死臓器移植のドナーになる場合、肝腎の意思はどのように扱われているのだろうか。これが奇妙なことに、拒否の意思は認められているが、同意の意思は認められていないのである。どうして捻じれているのだろうか。

原点に戻って、なぜこどもの意思が認められないかを考えてみると、大人と違ってこどもは判断能力（competence）に欠けるから、あるいは、それが成熟していないからだろう。小さなこどもを見ていると、日々言っていることが異なったり、自分の意見をしっかり述べているように見えても、実は影響力のある大人の意見の受け売りであったり、その場の雰囲気や感情に押し流されてつい発言してしまうことは多々見受けられる。要するに、自律できていないわけである。

判断能力あるいは自律性の欠如が、こどもがこどもである理由、言い換えれば、こどもを特別扱いする理由ならば、同意であれ、拒否であれ、それらは一律に認めないとしないと筋が通らないはずだ。例えば、こどもと同様に、判断能力に欠けると見做される知的障碍者の場合はどうかと言えば、ガイドライン（「臓器の移植に関する法律」の運用に関する指針）で「年齢にかかわらず、当面、その者からの臓器摘出は見合わせること」とされている。つまり、同意も拒否も一律に認められず、はじめから臓器移植問題の埒外に置かれている。これは知的障碍者を保護するためだろう。ではどうしてこどもの場合は、そうならないのか。こどもと知的障碍者との間で差をつける理由は、どうも明確でない。

もちろん、臓器提供をしたくないという人から無理やり臓器を摘出することは非人道的であるという理由から、拒否の意思だけは、たとえこどもであっても認めようとする考え方は理解できなくはない。しかし、オプト・アウト方式が採用された今、一般的に考えて、拒否は同意よりも圧倒的に難しいはずである。というのは、もし脳死臓器移植に同意するのならば、積極的に同意を表明する必要はなく、意思表示そのものをせずに、ただ黙っていればそれで済むからだ。

だが、拒否は意図的にしないと成立しない。それは作為的な行為である。だから、拒否の意思が表明されるためには、脳死臓器移植について知り、それについて考えたことがあるだけではなく、移植の問題点が多少なりとも見えてこないとなされないに違いない。だが、それだけのことを考えさせる機会を教育の現場でこどもに与えているかと言えば、現状はないに等しいと言わざるを得ない。小中学校の道徳などの授業で、いのちの大切さがよく強調されるが、すべてのこどもにとって無関係でない脳死臓器移植のことがテーマとして取り上げられることは滅多にない。

他にも、こどもと一口に言っても、〇歳児と一四歳の中学生を同等に扱っていいのかなどの問題点もある。これは読者一人一人が考えてみてほしい。

③ 親族への優先提供について

旧　なし

↓

改　書面での意思表示があれば可能

最後のポイントは、臓器の親族への優先提供についてである。これは、改正前は認められていなかったが、改正後に初めて可能になった。

ここで重要なのは親族の範囲である。それはどのようになっているのだろうか。言い換えれば、親族の誰に対して優先提供できるのか。ガイドラインによると、親族は「配偶者、子及び父母」とされている。配偶者といっても事実婚の場合は範囲から除かれ、養子および養父母の場合は特別養子縁組に限って認められている。

常識的に考えれば、赤の他人よりも親族に人はより深い愛情を感じるであろうから、親族を万が一の時に優先的に助けられるこの制度は、一見、とても善いように感じられるかもしれない。が、批判もある。それは移植の機会の公平性を損なってしまうということである。

例えば、多くの人が親族のことを優先的に考え、優先提供を表明するようになると、臓器は極めて狭い範囲内で配分されることになる。身寄りのない待機者は、ただでさえ臓器不足のなかで、移植の機会がますます減っていくことになってしまうだろう。もちろん世の中で親族に移植待機者がいるケースは限られているだろうから、現実的には、誰もが優先提供を希望するわけではなく、影響力は限定的だろうが。

もう一つ、ここで見落としてはいけないのは、親族の範囲に兄弟姉妹が入っていないことだ。兄弟姉妹の場合は、親子関係とは違って互いの年齢も近いため、優先提供をするにせよ、しないにせよ、その決断が後々人間関係に尾を引くことは十分に予想される。「兄弟は他人の始まり」の言葉があるように、兄弟姉妹だからといって、常に優先提供に対して好意的だとは限らない。だとすれば、初めから兄弟姉妹間での揉め事を避けるために、優先提供を認めないとすることは賢明な策とも思われる。

ところで、兄弟姉妹間での移植というと、生命倫理学の歴史ではアニッサ・アヤラ事件という全米で議論を巻き起こした有名な事件がある。二〇〇四年に小説が出版され、二〇〇九年にはキャメロン・ディアス主演で『私の中のあなた』という映画にもなった。これはどういう事件なのだろうか。

一九八八年、カリフォルニア州の一六歳の女子高校生アニッサ・アヤラは白血病であることが判明した。白血病は「血液のガン」とも呼ばれており、薬物療法も行われているが、完治させるためには骨髄移植（造血幹細胞移植）しか方法がない。赤血球にはA型、B型といった型があり、それらが一致あるいは適合しないと輸血ができないように、白血球にも型があり（Human Leukocyte Antigen: HLA）、これが一致しないと骨髄移植はできないが、このＨＬＡの型はとても複雑であり、親子間でも適合する確率は約二パーセントといわれ、非血縁者である他人ともなれば数百から数万分の一の確率である。最も一致する可能性が高いのは兄弟姉妹間であり、その適合確率は約二五パーセントだ。

アニッサには、父母と兄がいた。当然のことながら、ＨＬＡ型を調べてみたのだが、不幸なことに、家族の誰とも一致はしなかった。こうなると、最後に頼るのは骨髄バンクである。全国でドナー登録している人の中からＨＬＡが一致する人を探し出すわけだ。アニッサの場合、それでも全米でたった一人だけ一致する人がいたが、最終的には、その人からも断られてしまう。

万事休すである。と、その時、両親はこのように考えた。兄弟姉妹間で一致する確率が高いならば、アニッサのためにもう一人こどもを産もう、と。当時、父親はパイプカットをしており、母親も四二歳になり、ただでさえ妊娠する確率は低かった。加えて、この場合、純粋にこどもがほしいわけではなく、アニッサとＨＬＡの型が一致する弟か妹が欲しいわけだから、型の一致しないこどもでは意味がない。

そして母親は、新たないのちを身籠ることになる。当然のことのように、妊娠中に羊水検査を行い、お腹の中のこどものＨＬＡがアニッサと一致するかを確かめた。すると、結果は、運よく一致していた。一九九〇年四月、妹が生まれる。「マリッサ」と命名された。骨髄移植は出生後すぐにではなく、マリッサが生後一四か月になった段階で行われ、姉になったアニッサはそのことで一命を取り留めた。

この経緯が「タイム」誌などの報道によって全米に知られるようになると、賛否両論が沸き起こった。もちろん、死力を尽くしてこどものいのちを助けたという点で言えば美談だが、問題は何と言ってもマリッサのいのちがアニッサを助けるための単なる手段と考えられている点である。端的に言えば、マリッサという妹が欲しかったわけではない。骨髄（造血幹細胞）が欲しかったに過ぎない。推測の域を出ないが、もし仮にマリッサのＨＬＡ型がアニッサと一致していなかったならば、おそらく両親は中絶を選択していたに違いない。出生以前の羊水検査でＨＬＡをわざわざ調べているわけであるし、二人とも年齢的にも残された時間は少なかったからだ。そしてＨＬＡ型が一致するこどもを授かるまで何度も妊娠を繰り返したであろう。

このように、人のいのちを、誰かを助けるための単なる手段としてのみ扱うことは倫理的に許されるだろうか。それを考えてみてほしい。これが例えば、緊急に輸血の必要性が生じ、血液型が一致する人から採血するという程度のものならば、ほとんどの人は何ら問題と感じないだろう。それは人体の組織や器官の一部の移植であり、採血される人の人格全体が手段化されているわけではないからだ。だが、マリッサの場合は、一人のいのち全体がまるごと手段化して捉えられている。

義務倫理学を唱えた、哲学者のカントならばこのようなケースは絶対に認められない、と主張するはずだ。カントの有名な言葉に「君自身の人格ならびに他のすべての人の人格に例外なく存するところの人間性を、いつでも、いかなる場合にも、目的として使用し、決して単なる手段としてのみ使用してはならない」（『道徳形而上学原論』）というものがある。すべての人は目的を持った存在、つまり、将来これこれになりたいとか、こういうことをしたいとか、それぞれに自己目的を持った存在であるから、そのような存在を単なる手段としてのみ扱うことは絶対に許されない、というわけである。「人を単なる手段としてのみ扱う」などと言うと、普通は奴隷を思い起こさせるが、医学の発展に伴って、奴隷とはまったく違った形でそのようなことがあり得ることになった。

アニッサ事件には後日談がある。二〇一一年にアニッサとマリッサが米の放送局ＮＢＣの番組「トゥデー・ショー」に揃って出演し、インタビューを受けたのである。その時点でアニッサは二児の母親になり、マリッサは大学生になっていた。マリッサは、自分たちのことを批判する権利は誰もが持つことを認めたうえで、インタビューでこのように答えている。「姉の病気がなかったら私はここにいなかったし、型が一致しなかったら、姉もここにいなかった」と。

臓器移植は、必ず他者がいないと成り立たない。その他者が、第三者なのか、それとも親族なのかによって異なった倫理的問題がでてくるのである。

主要参考文献

Eelco F.M. Wijdick, *Brain Death*, Oxford University Press, 2011

A Definition of Irreversible Coma. Report of the Ad Hoc Committee of the Harvard Medical School to Examine the

Definition of Brain Death, *JAMA*, 205（6）, 1968
共同通信社社会部移植取材班『凍れる心臓』共同通信社、一九九八年
渡辺淳一『白い宴』角川書店、一九七六年
吉村昭『神々の沈黙　心臓移植を追って』文藝春秋、一九六九年
吉村昭『消えた鼓動　心臓移植を追って』筑摩書房、一九七一年
UNOS（全米臓器配分ネットワーク）https://unos.org/
国際移植学会「臓器取引と移植ツーリズムに関するイスタンブール宣言」日本移植学会アドホック翻訳委員会訳、二〇〇八年
カント『道徳形而上学原論』岩波書店、一九六〇年
ジョディ・ピコー『私の中のあなた』川副智子訳、早川書房、二〇〇九年

第4章　誰かの不幸を望むことは許されるのか

脳死臓器移植の倫理的問題

第三章ですでに脳死そのものが孕む問題点を見てきたが、本章では脳死と臓器移植が結びつくことで起こる脳死臓器移植の問題点を考察していくことにしよう。

その前に少し補足しておきたい。何事でもそうであるが、物事には必ずメリットとデメリットがある。倫理が問われる場面では特にそれが顕著になる。仮にもし、メリットしかないならば、躊躇なくそれを行えばよいのであるし、逆にデメリットしかないならば、それを行う意味は初めからない。そういった究極の状況は現実ではほぼありえないが、そのような状況ならば倫理の出る幕は初めからない。倫理が求められる場では必ずメリットとデメリットがせめぎ合っている。このことをまず認識してほしい。

ならば、単刀直入に言って、脳死臓器移植のメリットは何であるのか。それは、改めて言うまでもなく、人の命を救うことができることだ。それが最大のメリットである。この点は共感もしやすく、理解もしやすいだろう。

例えば、生まれつき心臓の機能が弱く、心臓移植でしか助かる見込みのないこどもがいたとする。

日々衰弱していくなかで、それでも健気に病気と戦うその子の姿を目にすれば、よほどの冷血漢でない限り、誰だって助けたいと願うだろう。親はもちろんのこと、その子を取り巻く人々や移植外科医も、元気な姿になることを願うに違いない。

この気持ちは、純粋に利他的なものだ。人間の社会は、不思議なことに、利己的な動機や利己的な行為だけで成り立ってはいない。このような、他者を利する行為もある。もちろん人間以外の動物でも利他的な行動を示すことはある。しかし、人間の場合、会ったこともない、見ず知らずの者にまで感情移入する。心臓移植でしか助からないこどものことがニュースになると、全国から多くの寄付が集まるが、その現状を見ていると、人間は明らかに利他性において動物よりも優れていると感じる。

ところが一方で、その子に心臓を移植するとすれば、その心臓は誰が提供するのかという問題が必然的に出てくることを我々は忘れてはならない。心臓は誰もが一つしか持っていない。誰もが心臓なしには生きられない。だから、心臓を提供するということは、その提供者本人は死ぬことだ。いくら親が、自己犠牲の精神に立って、自分は死んでもいいから自分の心臓をこどもに提供したいと願っても、生者から心臓を摘出すれば殺人罪に問われかねないため、医者は拒絶するだろう。ならば、どうするのか……

いま簡単に触れたことからも察せられるように、脳死臓器移植は、通常の医療とはかなり異なる側面を持っている。通常の医療で行われる投薬や手術などは、ある個体内で自己完結するが、移植医療のほとんどは自己完結しない。臓器提供者（ドナー）から臓器受給者（レシピエント）へといった形で、自己と他者の関係性が問われてくる。さらに、心臓移植ともなれば、誰かの死によって誰かを生かすという生と死の問題も交差してくることになる。

脳死臓器移植にもメリットとデメリットがあるが、デメリットはメリットと比べると複雑でわかりにくくないだろうか。それはおそらく、デメリットを理解するためには、ドナーとレシピエントという狭い人間関係だけを見ていてはダメであり、視野を時間的にも空間的にも拡大してみることが要求されるからだ。多少の医学的知識も必要だ。

そこで、以下では、脳死臓器移植のデメリットをわかりやすく解説することを試みよう。これらのデメリットはどれも慎重にそして詳細に議論すべきものばかりだ。これらは本当に解決できるのか、解決できるならばどうやって解決すべきか、そして社会はどう対処すればよいのか、を考えながら読み進んでもらいたい。脳死臓器移植のメリット、すなわち、人の命を救えるということが明確である以上、以下のデメリットが解決できるならば、脳死臓器移植は積極的に行われるべきなのである。

まかり間違っても、メリットとデメリットのどちらか一方を意図的に無視してみたり、どちらか一方のみを恣意的に強調する態度は、とらないでほしい。それは倫理とは無縁な態度である。

なお以下の番号は第２章の「４脳死の問題点」との通し番号である。

⑤　例外的で過渡的な死である脳死のために、死の概念を変更することは妥当だろうか？

いつの時代も、人間の死亡確率は一〇〇パーセントである。これは統計をとるまでもなく自明な事柄だ。不老不死の薬を手に入れることは、時の権力者の夢であったが、残念ながらその夢が叶えられたことは一度もない。

一方、脳死の発生確率は、第二章で確認したように、約〇・三〜〇・四パーセント、多く見積もっても一パーセント以下である。つまり、我々の多くは、脳死という状態になることなく死んでいくのであり、身近に脳死状態になった人がいることも稀だろう。脳死は、これだけ社会を騒がせた問題である割には、極めて例外的な死である。

だが、その例外的な死を例外として片づけるのではなく、死として一般的に認めようというのが世界的な傾向である。繰り返しになるが、日本の臓器移植法には、脳死が人の死であるとは規定されていないが、アメリカでは、従来の心臓死（三徴候死）とともに脳死も人の死であるとはっきり法律で定めている。これはもちろん、医者が脳死状態の者から摘出した心臓は、あくまでも死者から摘出したのであり、生者からではないことを根拠づけるために他ならない。

ところで、「二つの死がある」という定義自体が、ダブル・スタンダードなのではないかという批判もあるが、それよりもいまここで着目しておくべきなのは、二種類の死が法で規定されることにより、そこから我々の日常生活や文化、価値観、社会が徐々にではあるが様変わりする可能性があることを承知しておかなければならないということだ。死が変わることは生が変わることでもある。影響は直ちには現れないが、のちのち生活の局面々々で確実にその影響は表れてくる。話は、単なる法の条文や手術室の中の変化だけにはとどまらない。

例えば、脳死者の家族は、「遺族」と呼ぶべきであろうか、それとも「家族」であろうか。脳死者が死んでいるならば「遺族」であるが、生きているならばその概念を使うのは失礼にあたる。我々は、また、「死ぬ」ことを婉曲的に「冷たくなる」「息をひきとる」と表現してきたが、脳死者が死んでいるならば、それらは今後必ずしも正しい表現だとは言えなくなる。脳死者は冷たくなく、人呼吸器に頼ってはいるが、息もしているからだ。もっと言えば、脈もある。少し難解な表現を例に採れば、文学作品などでは死ぬことを「属纊《ぞっこう》を迎える」「属纊に就く」と言うことがある。古代中国で、新しい綿（属）を鼻や口に当てて呼吸の有無を確かめたことに由来するが、この表現はどう解釈されることになるのか。このように様々な表現の見直しが必要になる。

以上の指摘は瑣末なことに感じられるかもしれない。しかし、言葉は物事の認識の根本であり、何であれ言葉なしには的確に表現できないのだから、実はとても重要だ。「監視カメラ」が「防犯カメラ」と表現されるようになってからいつの間にか街中に普及していったように、概念の変化は静かに我々の認識や社会のあり方に影響を与えていく。

そこで、さらに視点を未来へと広げてみよう。未来のことであるから、不確実であることは免れないが、未来へ視線を向けてみると、おそらく脳死臓器移植は必要なくなる、と予想される。脳死臓器移植は過渡的な医療に過ぎないということだ。必要なくなるということは、脳死者の臓器が医療資源とは見做されなくなることであり、脳死状態の人をわざわざ死者としなくて済むことを意味する。そうなった場合、もう一度、「心臓死のみが死である」と法改正をして死の定義を元に戻すべきなのか。それとも法では二種類の死があることをそのまま残しておくべきなのか。未来を先取りして考えておく必要がある。この点だけに絞って考えれば、死の定義を法で規定していない日本の選択は、案外、賢明なのかもしれない。

脳死臓器移植は過渡的な医療であり必要なくなるといま述べたが、それは以下の三点の研究が進んでいるからである。

第一に、なんといっても再生医療である。iPS細胞研究で二〇一二年にノーベル賞を受賞した山中伸弥は、再生医療は最終的には患者の臓器移植に寄与できることを再三述べている。要するに、他人の臓器を移植するのではなく、自分の体細胞から一度iPS細胞を作製し、そのiPS細胞を使って自分の臓器ないしはその臓器の一部である細胞・組織を作ることが将来的には可能になるわけだ。他人の臓器をそのまま移植すると、どうしても拒絶反応の問題がクリアできず、レシピエントは生涯にわたって免疫抑制剤を飲み続けなければならないが、自らの体細胞から作った臓器や細胞ならば、拒絶反応も大きな問題とはならない。術後のことを考えると、他者から臓器移植をするより、自分の体細胞から作った臓器を移植するほうに分があるだろう。

もちろん、そこに至るまでの道のりは険しく、乗り越えなければならない困難は多々ある。現在の移植医療が直面しているのとは別の形の、再生医療ならではのデメリットも、倫理問題もある。

例えば、どのような困難が控えているのだろうか。再生医療は、まだ特定の体細胞へと分化していない（未分化の）幹細胞研究からはじまり、ＥＳ細胞研究を経て、ｉＰＳ細胞研究へと至った歴史がある。そのＥＳ細胞を使う場合、ＥＳ細胞は受精卵（胚）を壊して作られる。受精卵は受精後五日ほど経つと、細胞分裂を繰り返して胚盤胞と呼ばれる細胞になり、胎盤や羊膜などを形成する栄養外胚葉と胎児の神経細胞や筋肉・骨格などを形成する内部細胞塊とに分離される。その内部細胞塊のみを取り出し、培養して作るのが、ＥＳ細胞である。つまり、胚盤胞の段階で胚を壊すわけだが、カトリックは、人の生は受精の瞬間から始まると考えるため、ＥＳ細胞の作製は殺人に等しい行為であり、到底容認できない、と批判してきた。カトリック教徒ではないが、プロテスタント原理主義者であったブッシュ第四三代大統領がＥＳ細胞研究への公的資金投入を凍結した話も有名である。

ならば、ｉＰＳ細胞ならば問題ないかと言うとそう簡単ではない。まず安全性の問題で言えば、iPS細胞は、山中ファクターと呼ばれる四つの遺伝子（Oct3/4、Sox2、Klf4、c-Myc）を体細胞の核に導入する（induce ＝ iPSのi）ことで体細胞を初期化させるが、これは遺伝子操作を伴う技術であるため、どのようなことが今後起きてくるのか予想できない側面を原理的に孕んでいる。iPS細胞はがん化しやすいことがよく指摘されるが、これにはがん遺伝子であるc-Mycの導入が関与しているかもしれず、このあたりは未解明だ。ただc-Mycを除いた三因子でも、その後、iPS細胞は作製できることが示されたため、その研究もこれから進んでいくだろう。因みに、少し話がずれるが、Oct4は細胞が未分化であることを示す因子で、STAP細胞事件において、体細胞が多能性マーカーを発現させる細胞に変化した根拠として小保方晴子が挙げたことでも有名になった遺伝子だ。

さらに、iPS細胞から臓器を作製するといっても、例えば臓器ごとに肺ならば肺、心臓ならば心臓そのままの形を作ることはかなり組織工学的に難しく、実現も困難と言われている。現在はまだ、心筋細胞シートのような特定の臓器の細胞シートを作製してそれを臓器の一部に張り付ける段階でしかない。

そして倫理的な問題としては、iPS細胞から生殖細胞が作れるようになった場合、精子と卵子を作製し、それらを受精させてよいのか、また、その配偶子を使用して不妊治療を行ってよいのか、といった問題が挙げられる。この問題は、不妊治療という医療の現場よりも早く、研究としていならば、それが認められてよいか否かの議論が近い将来必ず起きてくる。

何れにせよ、以上のような問題点はあるが、医療のここ数年の進展の速度を見ていると、その速度は想像以上の速さなので、再生医療研究を応用しての臓器移植が、従来の臓器移植にとって替わる日は意外と近いかもしれない。

他人からの臓器移植が必要なくなる第二の根拠としては、人工臓器の開発が挙げられる。すでに人工臓器は様々開発されており、実際に使用されている。例えば、血液の老廃物などの除去などを行う人工透析は、いわば人工腎臓の役割を担っているわけだが、現段階では透析に使用する機器が大きすぎるためその機器が設置されている病院に患者は週に何度も通わなければならない。しかし、将来的には体内埋め込み型の人工腎臓も開発されるだろう。事実、人工心臓も一昔前まではとても大きく、患者はそれにつながれた状態になり身体の自由がなかなかきかなかったが、今では埋め込み型も開発された。人工心臓は、だがしかし、現段階では数年間使用するとどうしても血栓ができてしまう難点があり、最終的には心移植が必要となり、橋渡し的な役割しか果たせていない。

この人工臓器をもってすれば、ｉＰＳ細胞から臓器を作製するよりももっと手早く、臓器の交換が可能になるだろう。喩えて言えば、スーツ売り場で吊り下げられている、様々な型や大きさのスーツから自分の体形に合ったものを選んで購入するように、様々な臓器の様々な型を予め用意してておき、そこからピッタリの人工臓器を選んで移植することが可能になるからだ。

ところが、メリットばかりではない。現在はまだ、人工臓器の開発が発展途上だからほとんど議論の俎上にのることはないが、将来的に半永久的に壊れない臓器が開発されたり、たとえ壊れたとしても簡単に新品と交換できるようになった暁には、新たな倫理問題が出来するだろう。それは、何時どうやって死ぬか、ということだ。考えてみてほしい。百年以上メンテナンス・フリーの人工心臓を埋め込んだら、その人工心臓は脳の衰えをよそに長い間動き続ける。それを誰の意思で、何時、どうやって止めるのだろうか。いかに死ぬか、それがまさしく死活問題になる。

ついでに、もっと想像力を逞しくしてみよう。心臓を人工心臓に、肺を人工肺に、腎臓を人工腎臓に、眼を人工眼球に、腕を人工腕に、と身体の悪くなった臓器や部位をことごとく人工のものへと置き換えていくとする。かなりSF的な話だが、あり得なくはない。すると、全身が機械によって置き換えられた人間は本当に人間なのかというアイデンティティが問われてこないだろうか。人間のサイボーグ化がどこまで許されるかの問題である。自然的なものを人工的なものへと置き換えることで文明は進んできたが、その自然的なるものは、何も外界だけではなく、人間の身体内部にまで及ぶわけだ。脳の機能や記憶が最終的に人工的な物質（例えばUSBメモリ）に置換可能か否かはそれだけで哲学的な課題であるが、仮に脳の機能や記憶が人工的な物質によってすべて置き換えられるならば、精神は特定の物質（ニューロンやシナプス）に依存しなくても実現可能だということになる。さらに置き換えられた後でも精神的な同一性が保たれるのならば、同一の精神が複数実現可能ということにもなる。

話がややこしくなってきたので、元に戻そう。臓器移植に取って替わる第三の可能性、それは異種移植である。異種移植と聞いてすぐにピンと来る人もいるだろうが、初めて聞くという人もいるだろうから、ここで一度移植のことを整理してみよう。

図表四－一を見てほしい。これまで述べてきた移植は、逐一断わらなかったが、②bの同種異系移植である。同種異系移植とは、人間（同種）ではあるが、遺伝構成が異なる個体（異系）間で行われる移植のことを指す。②aの同種同系移植とは、人間の一卵性双生児間で行われる移植のことだ。①は、同一個体内の移植であるから、例えば、皮膚の一部が火傷によってケロイドになってしまった場合、目立たない部分の皮膚をその箇所に移植することなどを指す。他にも、前もって自分の血液を採血しておき、手術の時にそれを輸血する自己輸血も自家移植の一つである。

ここまで述べると、残りの異種移植がどのような移植であるかはおよそ想像がつくと思われるが、これは種が異なったものどうし（例えば、人間とブタ）の間で行われる移植のことを指す。もちろん種が異なると、臓器の大きさや機能も多少違ってくるので、キリンやゾウの心臓を人間に移植することはできない。心臓では、ブタの心臓が人間にとっては最も可能性があるらしい。ブタの心臓が人間へと適用可能ならば、臓器不足はすぐに解消されるに違いない。ただし、どの

図表4－1　移植の整理表

①自家移植（autotransplantation）同一個体内での移植
②同種移植
　a　同種同系移植（isotransplantation）　遺伝構成が同じものどうしでの移植
　b　同種異系移植（allotransplantation）遺伝構成が異なるものどうしでの移植＝他家移植
③異種移植（xenotransplantation）

ブタでもいいというわけではなく、臓器移植専用のブタを特別な環境で飼育することになるだろうから、動物愛護の観点から批判が出ることは間違いない。再生医療の華々しい登場によって、異種移植は影をひそめた感があるが、いまでも日本移植学会などでは必ず異種移植の発表やワークショップが行われており、研究は進行中である。

デメリットは、もちろんある。よく指摘されるのは、新感染症のリスクである。ブタの心臓を人間に移植した場合、予想もしない遺伝子の突然変異によって、薬（抗ウィルス薬や抗生剤）のまったく効かないウィルスや細菌が生み出される危険性がある。また、人工臓器のところで人間のアイデンティティについて触れたが、臓器を動物の臓器に次々と置き換えていくと、同種の問題が出てくる。人間と動物のハーフのような存在ができあがるからだ。人工臓器がもたらすのが「人間のサイボーグ化」ならば、異種移植は「人間のキメラ化」だ。両者とも、どの程度までの治療ならば許されるかという点でコンセンサスを得ておかないと、不当な差別が起き、社会問題にまで発展しかねないだろう。

まとめよう。以上のような研究の進展により、ヒトからヒトへの臓器移植は将来必要でなくなる可能性がある。その際に、「脳死は人の死」という規定は外すべきなのか。外せば、脳死が人の死と認められていた期間だけ、いわば特殊な死が社会で認可されていたことになる。外さなければ、脳死は一種の尊厳死に近いものになるだろう。何れにせよ、脳死という例外的で過渡的な死をどのように処すべきかをマクロ的で長期的な視座に基づいて考えておかなければならない。

⑥　誰かが脳死になることを期待する社会が到来してしまうのではないか？

この問題は、最も倫理的な問題かもしれない。

まずおさえておきたいのは、人間どうしの同種異系移植でも、ドナーがどのような状態かによって、大きく三つに分類できるということだ。一つは、脳死下での臓器移植であり、二つめは心停止後の臓器移植、三つめは生きている者どうしの間での生体移植である。提供可能な臓器については、各移植で異なっており、臓器移植法と施行規則によって定められている。日本移植学会によると、次のような違いがある。

図表4－2　移植できる主な臓器

	心臓	心肺	肺	肝臓	すい臓	腎臓	小腸	眼球
脳死臓器移植	◎	◎	◎	◎	◎	◎	○	◎
心停止後臓器移植					◎	◎		◎
生体臓器移植			◎	◎	○	◎	○	

◎すでに医療保険の適応になっているもの

（一般社団法人　日本移植学会ＨＰ、一部著者改変）

図表四－二を見てほしい。肝臓は、爪や毛髪のように、ある程度切除しても元に戻る能力があるため、生体からでも移植が可能なのは何となく想像がつくと思うが、肺は本当にできるのかと疑問に思う人もいるだろう。肺の生体移植は京都大学病院や岡山大学病院が有名である。その岡山大学病院では、二〇一四年に、母親の肺の一部を分割して二歳児の両肺として移植する手術に成功している。これはかなり高度な技術を要する移植であり、日本では生体移植が他国に比べて進んでいるからこそできた、と言ってもよいと思う。先に見たように、和田移植が原因の一端となり、日本では脳死下での臓器移植が他国と比較すると遅れた歴史を持つ。その代りに生体移植の技術は格段に進んだ。また、眼球の移植は、眼球をそのまま摘出するためにそう呼ばれるが、

眼球をそのままレシピエントに移植するのではなく、移植されるのは眼の表面の角膜である。

一目瞭然だが、脳死臓器移植が最も提供できる臓器の種類が多い。だからこそ注目されるわけだが、それよりも重要なのは、心臓の移植だけは脳死下の提供でないとできないということだ。裏を返せば、心臓以外の臓器ならば、心停止後の移植や生体移植でどうにかなる。しかし心臓だけは、脳死下であっても摘出から血流再開までに許される時間がたった四時間程度しかなく、心停止後の摘出ではもはや遅すぎてできない。C・バーナードの世界初の心臓移植は心停止後からだったが、それではうまくいかないことがわかった。そのため、心臓移植は脳死下でのみ行われている。

このように考えてくると、脳死臓器移植がどうしても必要とされる理由の一つは、やはり心臓移植が可能だからという点にあることが見て取れるだろう。ところが、その心臓こそ最も替えのきかない、いわば生命の象徴のような臓器であるために、倫理的ディレンマが生じてしまう。

例えば、先にも指摘したが、渡航移植が原則禁止されたいまでも日本人は海外へ移植を受けに行っており、そのための募金活動のニュースもよく耳にする。「○○ちゃんを救う会」という会が主催し、主に生後数年のこどもの心臓移植を目的とするものが多い。もちろん、募金をする人たちは純粋にその子に元気になってほしいと願うから募金するのだろうが、その子が一刻も早く元気になるということは、裏を返せば、別のこどもが脳死になることを意味する。脳死のこどもがでない限り、移植を待つその子は絶対に助からないからだ。

テレビの番組で「〇〇ちゃんが今日アメリカに渡航し、ドナーが出るのを待っています」というニュースが流されることがある。アナウンサーはそれ以上内容には踏み込まないが、「ドナーが出るのを待つ」というのはそのまま「こどもの脳死者が出るのを待つ」ことだ。そもそもなぜ日本ではなく、アメリカに行くのかと言えば、アメリカの方が圧倒的に脳死になるこどもの数が多いからである。

心臓移植のディレンマは、つまり、ある人の幸福がある人の不幸を前提にしてしか成立しないところにある。レシピエントの立場に立てば新鮮な心臓ほど適切でありそれを望むことになるが、ドナーの立場に立てば生きている人間の新鮮な心臓を提供するわけにはいかないので、両者のちょうど折り合う地点が脳死臓器移植になるのだろう。先にも述べたように、アメリカでこどもが脳死になる原因はドメスティック・バイオレンス（DV）と交通事故が一位と二位である。心臓移植によって多くのこどもが助かるためには、そのような不幸がアメリカで無くならないほうが善いことになってしまわないだろうか。

さらに言えば、大人どうしの移植ならば、まだ自己決定によって移植を正当化することが可能だ。つまり、脳死について理解する大人が、自分が万が一交通事故などで脳死になった時、そういう状態で生かされることは拒否するという意思のもとに臓器提供を希望すれば、その意思を第三者がとやかく批判することは難しい。「臓器をあげたい」と言う人に「臓器をあげるな」と干渉することは、その人の自己決定ないし自律性を侵害することになるからだ。

　ところが、こどもの場合はそうはいかない。年齢にもよるが、脳死に関する的確な知識を持つことがまず困難だ。現行法では、提供の意思も無効とされる。結局、家族（通例は親）が、こどもの臓器提供の可否を決めてしまっているわけであり、こどもの自己決定や自律性の原則がそこでは担保されていない。通例、近代以降の社会では、自己決定できない者は保護されるのが原則である。だが、この場合は保護の原則に徹するのではなく、「二人のこどもが命を失うよりも一人を助けたほうが善い」という、いわば功利主義的判断から移植が正当化されるわけだ。このような代理決定によって、本当に臓器移植が正当化できるかどうかは、更なる考察を要するだろう。

　いま見てきたように、脳死下での心臓移植、とりわけこどもの心臓移植が認められると、どこかで他人の不幸を期待する社会が到来してしまい、倫理が徐々に崩れていってしまうという批判がある。ディストピア（ユートピアの反対）への入り口を開けてしまうのではないかという疑問だ。

　このような批判に対しては、それが妥当でないと反論することもできる。開き直りに近いように聞こえるかもしれないが、我々の社会はすでにそのような他人の不幸を善とする社会なのだ、と。確かに「他人の不幸は蜜の味」という言葉があるように、人は必ずしも他者の幸福を望む存在ではない。生き馬の目を抜くほど競合が激しい領域ほどそれは言えるだろう。入学試験では自

図表 4-3　心臓移植の待機者数と移植件数

	1997 年	2007 年	2010 年	2017 年
移植希望登録者数（人）	8	104	162	608
移植件数　　　　（件）	0	10	23	56

（日本臓器移植ネットワーク）　＊数字は、2017 年 5 月 31 現在

分以外の受験生が問題を解けないのを祈るし、ライバルにミスがあれば自分は出世できると考える。しかし、それらの不幸は、心臓移植の場合とは異なり、生死に直接かかわるものではない。

倫理的な妥協点はあるのだろうか、考えてもらいたい。

⑦　臓器不足は、本当に解消するのか？

「臓器不足」という言葉は、まるで移植医療の枕詞であるかのようだ。日本臓器移植ネットワークの資料を参照にしてみると、例えば心臓移植の希望登録者数は、臓器移植法が施行された一九九七年にはわずか八人であったが、二〇〇七年には一〇〇人を、二〇一一年には二〇〇人を超えている。そして二〇一八年三月三一日現在では六六九人にまで急増しているのに対して、心臓が実際に移植された件数は、最も多かった二〇一七年でも五六件でしかなく、希望者の約一〇分の一の人しか望みが叶えられていない。

臓器不足は、何も心臓に限ったことではない。肝臓、肺、すい臓などの他の臓器についても同様で、どの臓器もつねに不足している。

ここで疑問に感じてほしいのは、意思表示の仕方をオプト・イン方式から

オプト・アウト方式に変更したのは、もともと臓器不足に対処するためではなかったのかということだ。実際に、二〇一〇年に改正臓器移植法が施行されてオプト・アウト方式が採られてから、脳死下での臓器提供者数は年々増加している。にもかかわらず、臓器不足は一向に解消していないのである。要は、提供者数の増加よりも、待機者数の増え方の方が伸びを示すために解消されることがないわけだ。

さらに海外へ目を転じてみると、実は、臓器不足は外国でも同じ状況であることに気付かされる。アメリカの臓器配分ネットワークＵＮＯＳによると、アメリカでは脳死下での臓器移植がほとんどであり、臓器移植全体の提供者数は二〇一五年には一万三〇〇〇人余りであり、提供件数で直すと約三万件近くにもなるが、待機者数もその分多く、なんと一二万人を超えている。アメリカは人口に対する提供者数の割合が日本より高いという意味では臓器移植先進国であるが、だからといって臓器不足が解消しているかといえば、ほど遠い。

この状況は「逆進性」という概念で整理できる。つまり、臓器提供の意思表示方法の変更や様々なメディアなどを使っての啓発活動などは、本来ならば、「提供者数が増えれば増えるほど、臓器不足は解消していく」という意図のもとに行われているわけだが、実際は、「提供者数が増えれば増えるほど、移植の希望者数も増え、臓器不足がますます深刻になる」という事態が起きている。なぜこのようなことが起こるのだろうか。もしかしたら「臓器不足」の名のもとで行われる啓発

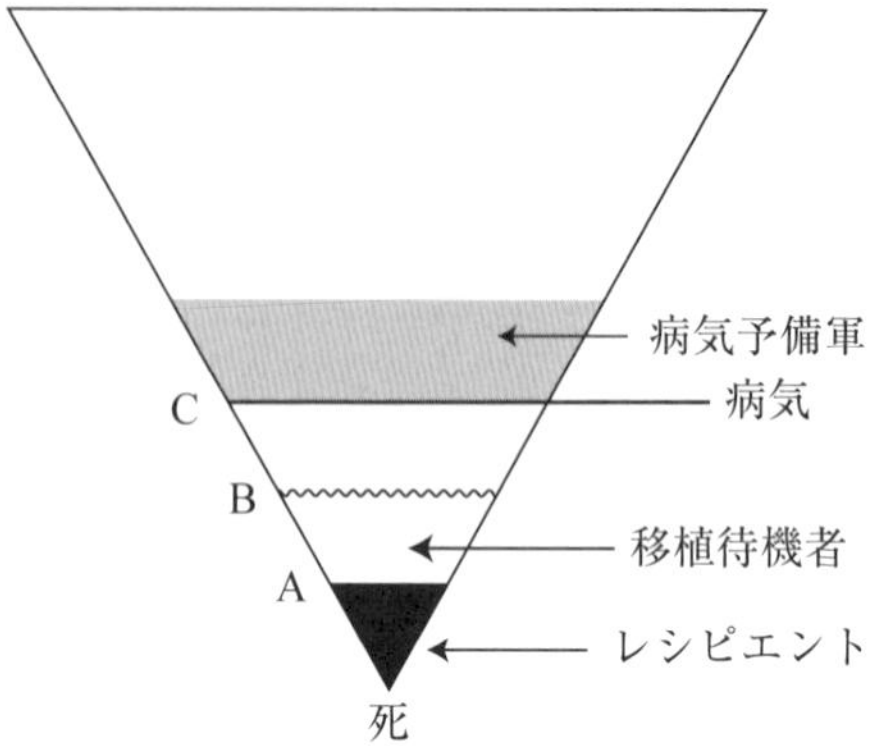

図表 4-4　レシピエント、待機者の人口比図

活動こそが不足を深刻化させている原因なのかもしれない。

　原因は一つではなく、いくつかあるだろうが、私は次のように考えている。それはおそらく、臓器提供が人々の意識に浸透して身近な医療になればなるほど、それに伴って、新たな欲望が開拓されてしまっているからではないか、と。

　図表四－四の逆三角形は、人口数を病気の度合いに応じて示した図である。なぜ人口ピラミッドを逆さにした形なのかというと、上辺を健康とし、真下を死とすると、社会全体では、健康な人の方が圧倒的に多く、死に近い病気を患っている人の方は少数派だからだ。注意してほしいのは、病気の度合いは年齢とは必ずしも相応しないので、下の頂点に近い人ほど高齢かといえば、必ずしもそうとは限らない。

　この図をもとに移植医療を捉え直してみよう。多くの待機者の中からレシピエントをどうやって選択するかというと、臓器によって多少の違いはあるが、どの臓器に関しても、医学的な適合条件（血液型、サイズ、抗体反応、虚血許容時間）や医学的緊急度、施設の所在地、待機時間などを総合的に考慮して決めている。この中の医学的緊急度とは、軽症よりも重症の人の方を優先するという原則である。移植をしなければ間もなく死が訪れてしまう、いわばギリギリの状態にある人から救うようになっている。ということは、先の図において、レシピエントがどこに位置するかといえば、実線Aと頂点死との間だ、と考えられる。

レシピエントになれるのは待機者の一部であるから、待機者数はレシピエント数よりも数は多い。待機者は図でどこに入るかといえば、波線Bと実線Aとの間だろう。この位置にいる人は、自分の体調が日々悪くなり下へ下へと少しずつ移行していく中で、移植に一縷の望みをもちながら待機している。

そこで、待機者の切なる要望に応えるべく啓発活動などを積極的に行った結果、実際にレシピエントの数が増えたとしよう。それが次の図表四－五だ。

レシピエントの数が増えるということは、これまで待機者だった人が移植の恩恵に与れることであるから、実線AがA′まで上がることを意味する。もし先ほどの図から待機者の絶対数に変化がないのならば、波線Bと実線A′に挟まれた部分の面積は少なくなるので臓器不足は解消に近づくことになる。

ところが、現実としては、臓器不足はまったく解消していない。むしろ深刻化している。これはどういう事態として説明できるかというと、実線Aが上に上がれば上がるほど波線部Bもそれ

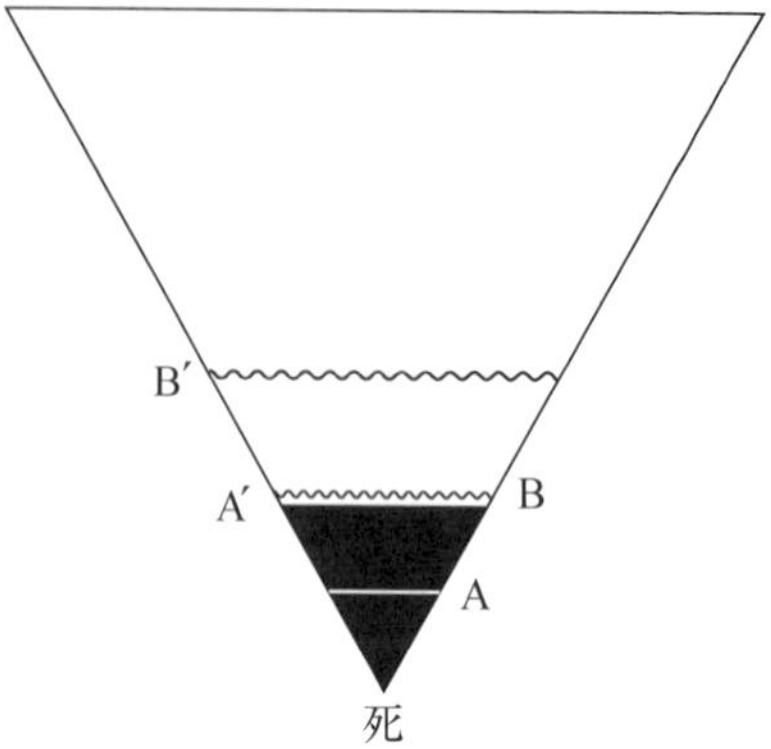

図表 4-5　人工比図その 2

に伴ってB′まで上昇しているということではないか。移植医療が、ごく限られた人を救済するための特別な医療であることを脱し、日常生活へ浸透して通常の医療になっていけばいくほど、それに伴って、移植で病気を治療したいという欲望が新たに開拓されてしまう。重篤患者よりも中程度や軽症患者の方が絶対数は常に多いのであるから、そのような中・軽度の患者が移植を望めば、ますます臓器は不足していく。これが今起きていることなのではないか。

「よりよい臓器が欲しい」という欲望は相対的であり、際限がない。年配者から見れば、若者の臓器はみな「よりよい臓器」だ。際限がないということは、臓器不足は根本的に解決し得ないということでもある。臓器移植が通常の医療になり、それが簡単に行うことができ、かつ、安全ならば、多くの人が自分の臓器を今よりもよい臓器に交換したいと願うようになるだろう。極端なことを敢えて言えば、年をとれば誰もが臓器の機能は衰えていくわけだが、その際に自分よりも相対的によい臓器が容易に手に入れば、多くの人が臓器移植を望みかねない。そうなったら臓器がますます足らなくなるのは火を見るより明らかである。

このことが案外間違っていないと思わされるのは、実際に病気腎移植が行われ、それに対する支持者がかなり大勢いるからである。

二〇〇六年二月に、愛媛県の宇和島徳洲会病院で臓器売買事件が発覚した。その時、臓器売買の問題を調査していく過程で、同病院で執刀をしていた万波誠医師が過去に三〇件から四〇件以上の病気腎移植をしていたことが明らかになった。

病気腎移植は、その一例を挙げれば、例えばこういう形で行われていた。腎臓に小さなガンが見つかった患者がいた。さほど大きなガンではないので、腫瘍の箇所だけを手術で切除すればそれでよかったのだが、目に見えぬガン細胞が残っていることを不安に思う患者の希望で、腎臓を一つまるごと摘出することになった。通常、ガン細胞のあった腎臓は、摘出後には医療廃棄物として破棄する。ところが、腎臓がほとんど機能せず、一刻も早く腎移植をしてほしいと願っていた患者が、ガン細胞のあった腎臓を捨てるくらいならば自分に移植して欲しいと主張した。万波医師は、その要望に応え、病気の腎臓の移植を行ったのである。いわゆるドミノ移植である。

病気腎移植に関しては、賛否両論がある。それこそ捨てるくらいならばそれを活用することは正しいという賛成の意見がある一方で、病気の腎臓を移植した後にその病気がレシピエントにどのような悪影響を及ぼすかのエビデンスが十分でないため、人体実験に等しいという反対意見もある。ここでは、賛否両論の子細な検討は避けるが、病気腎臓移植発覚後のことについて少し触れておくと、万波医師側は「あくまでも先進医療として行った」と主張したが、厚労省は「現時点では医学的なエビデンスに欠けるため先進医療としては認められない」という見解を示した。

病気腎移植問題が示すことは何か。結局「よりよい臓器が欲しい」という願望は相対的であり、ある人から見たら病気の「よくない腎臓」も別の人から見たら「よりよい腎臓」に映るということだろう。そして、生きるとは日々老化していくことであり、誰もが臓器の劣化や機能の衰えは避けられないにもかかわらず、その宿命を受け入れずに臓器移植で宿命を解決できると考えだしたら、臓器はますます不足する。

この問題は今から真剣に考えておかなければならない。もしかしたら移植医療の普及が逆に移植医療の首を絞めることになるかもしれないからだ。「臓器不足」というスローガンを喧伝する前に、我々は医療へ何を期待し、何を求めるべきなのかを考えるべきなのだろう。

⑧「移植の権利」についての疑問

臓器移植は、ドナーとレシピエントの双方がいて初めて成り立つ医療である。日本臓器移植ネットワークは「臓器提供と移植に関しては、四つの権利があります。どの権利も自分で選択することができ、尊重されます」と述べ、ドナーとレシピエントにまつわる権利として次の四つを挙げている。

１　提供する権利「あげたい」
２　提供しない権利「あげたくない」
３　受ける権利「もらいたい」
４　受けない権利「もらいたくない」

一つずつ検討していこう。まず、提供する権利とは、自分が脳死や三徴候死に至った際に、誰かに自分の臓器を提供したいという権利である。ある人が「臓器をあげたい」と希望することに対して、身内が反対することはあるかもしれないが、それを「あげるな！」と第三者が口出しすることはできないだろう。もちろん例外はある。例えば、ある親が「自分の心臓をこどもにあげたい」と心臓の生体移植を主張しても、その親から心臓を摘出すれば殺人になるのだから、その場合、社会的にみて権利行使は認められない。だが、それはあくまでも例外であり、一般的に言えば、提供する権利は認められる。「あげたい」という人がいなければ臓器移植は始まらないのだから、むしろこの権利を保障することは移植医療の出発点でもある。

次は提供しない権利、「あげたくない」であるが、臓器提供をしたくないという人から無理矢理臓器を摘出することは、やはりできない。よって、この権利は認められるだろう。提供に関する拒否の意思表示をしていない限り、提供に同意したと見做す国はあるが、「あげたくない」という意思表示をしているにもかかわらずその意思を無視して臓器を取り出すことを認める国はない。時々、囚人から臓器を強制的に摘出すればよいのではないかという議論が沸き起こることがあるが、囚人は臓器提供を以て罪を贖うわけではないので、そのような贖罪の仕方が社会的に認められ、きちんと明文化されない限り、いくら囚人とはいえ、勝手に臓器を摘出することはできない。

以上は、ドナーとしての権利であるが、残りの二つはレシピエントとしての権利である。一つ飛ばして、四つ目の権利から考えてみよう。

臓器を受けない権利、「もらいたくない」というのは、どうだろうか。臓器移植をすれば確実に助かる人が、それでも自分は他人から臓器を受けることで命を長らえたくはないと考えた場合、その人に臓器移植をすることはできないだろう。例えば、エホバの証人（ものみの塔）というキリスト教系の宗教を信ずる人たちは、輸血拒否をすることで有名だが、この輸血拒否の権利は、最高裁まで争った結果、認められた歴史がある（二〇〇〇年二月二九日）。

さらにもっと根本的なことを言えば、病気に罹ったからといって必ず医療を受けなければいけないわけではない。世の中には、一定の割合で医者／病院嫌いな人は存在する。彼らが、臓器移植をはじめとした医療全般を受けたくない、自然のなすがままにしたい、と主張したならば、もちろん家族や近しい者たちは受けるように説得するだろうが、だからといって本人の受けたくない権利を侵害することはできないだろう。よって、この権利も認められる。

さて、問題は三番目の権利である。臓器を受ける権利、つまり「臓器をもらいたい」と主張することは果たして妥当であろうか。日本臓器移植ネットワークが四つの権利を謳いだしたとき、一部の生命倫理学者や法学者から真っ先に疑問が提示されたのが、この権利であった。例えばいま、臓器不全の人がいるとして、その人が誰かに対して「私は臓器を受ける権利がある」と主張することはできるだろうか。あるいは一般的に考えて「自分が将来臓器不全になったならば、私は誰かから臓器をもらう権利がある」と言い張ることは妥当であろうか。

この主張にどこか違和感を覚えるのは、誰かから臓器をもらうことが当然の権利として主張されているからではないかと思われる。本来、臓器は各自の所有物とされる。だからそれをどうするかは、その人の勝手である。「あげたい」と思って提供する人もいれば、「あげたくない」と考えて、提供せずに死んでいく人もいる。この選択は自由であるはずだ。ところが、「受ける権利がある」と主張されると、臓器提供せずに死んでいった人に対して、その受ける権利を侵害したという負い目を感じさせることになる。その負い目は正当だろうか。臓器移植の詳細な研究で有名な粟屋剛は「誰も臓器をもらう権利はないし、誰も臓器を提供する義務はない」と述べている。

「権利」という言葉は、それに関わる者をすべて同じ土俵に置くことを要求する。別の言い方をすれば、対称的な関係であることを求める。例えば、白人が優遇される社会の中で黒人の権利が主張されるとき、その権利は白人と黒人とを同じ土俵にのせろということだろう。女性の権利が改めて強調されるのは、これまでの社会が男性中心の価値観で動いてきたことへの批判があり、本来男性と女性は対等な関係にあるべきだ、と考えるからだ。

このように考えてくると、検討すべきなのは、ドナーとレシピエントが果たして同じ土俵に立つのかどうかということではないか。「臓器をあげる／もらう」という表現をすると、一見、両者は対等であり、同じ土俵にのっているように感じられる。ところが、臓器移植は「あげたい」という意思があって初めて「もらいたい」という欲求が充たされる関係にあるため、本来は、非対称な関係だ。「あげたい」という意思が無償の愛として時に賞賛されるのも、臓器提供をする必要がないにもかかわらず、敢えてそれに踏み切るからだろう。「あげる」ことが当然ならば褒めたたえられはしないし、逆に「あげない」ことが批判の対象になるはずである。臓器移植は非対称な関係にあることが正しいならば、臓器提供を権利で語ること自体がミスリーディングだ。

だが、話はこれで終わらない。さらに考えてみよう。誰かが「あげたい」と言えるのは、臓器が自分の所有物であることを前提にしているからだ。一般的に考えて、自分の所有物をあげることはできるが、自分の所有していない物をあげることは不可能だ。でも臓器は本当に自分の所有物なのだろうか。この問題は意外と難しい。

例えば、キリスト教では、いのちは神の所有物であり、人間はそれを管理しているのに過ぎないと考える。この考え方を応用すれば、臓器の所有者は神である。そうなると、人間どうしの臓器のやり取りは、決して非対称ではなく、対称的ということにならないだろうか。神のような超越的な視点で世界を眺めるならば、世界に属する人間のいのちや臓器はすべて神のものであり、人間どうしが「あげる」とか「もらう」とか主張する方が傲岸不遜だ。人間はただ隣人愛に基づいて臓器を交換するだけなのだ、と。キリスト教が主流の欧米で移植医療が盛んなのは、もしかしたらこのような倫理観が共有されているからかもしれない。

最後にもう一つ述べると、「あげたい」という意思は、実を言うと、改正後の臓器移植法では重要視されなくなったことも認識しておくべきだろう。日本臓器移植ネットワークは、「あなたの意思で救える命があります」というフレーズで臓器移植の意思表示を広く呼び掛けているが、改正後では、本人が意思表示をしていなくても臓器提供は可能になった。実際に、臓器提供されるケースの約七五パーセントは本人が意思表示していないケースであり、親族の「あげたい」という意思で提供が行われている。だから本人の「あげたい」という意思を真に尊重し、提供する権利を保障するのであれば、改正前の意思表示の仕方に戻すべきなのである。提供する権利を弱めたにもかかわらず、「あなたの意思で救える命があります」と依然呼び掛ける姿を見ていると、ここで言われる「あなた」とは、臓器提供の当事者ではなく、その当事者の親族のことを指すのではないか、と勘繰りたくもなってしまう。

主要参考文献

日本移植学会ＨＰ　http://www.asas.or.jp/jst/
日本臓器移植ネットワークＨＰ　https://www.jotnw.or.jp/
ＵＮＯＳ（全米臓器配分ネットワーク）https://unos.org/
粟屋剛ほか編『生命倫理学　講義スライドノート』第二版、ふくろう出版、二〇一三年
森岡正博『増補決定版　脳死の人　生命学の視点から』法藏館、二〇〇〇年

第5章　なぜ死に急ぐのか

尊厳死・安楽死、緩和ケア、ターミナルケア

1　よい生とよい死

「よい生」を送りたいという願望は、誰もが抱いていることだろう。日常生活の節々で、ふと立ち止まって自分の生き方を問い直すときに、あるいは、人生が終わろうとする最期の瞬間に、「よく生きた」と思えたならば、なんと幸せなことか。

ただ、一口に「よい」と言っても様々な意味があるため、「よい」の中身を問いだすと、なかなか厄介なことになる。試しに国語辞典を開いてみても「良い」「善い」「好い」「佳い」など、「よい」にはいくつかの漢字があり、それらは微妙に意味が異なっている。いま、主観的な「よさ」にあてはまる漢字を「好さ」で表せば、それこそ「好い生」は人の数だけあることになる。

個人の主観的な好みに従って生きることは悪くない。誰もがただ一度きりの人生を送っているのだから、むしろ自分の好き勝手に、生きたいように生きることが理想であり、それが実現できたならば、自己満足感や自己充足感はとても大きいはずだ。しかし実際は、その「自分の生きた

いように生きる」ことが最も難しい。大半の人は、身過ぎ世過ぎのために、やりたくもない仕事をしているのが現状ではないだろうか。

幸か不幸か、人間にとって生きることは、生まれた当初から、社会のなかで生きることである。だから、個人の主観的な感情である喜びや悲しみも、実は、社会との関わりのなかで形成されてくる。喜びの多くは社会のなかで認められることであるし、逆に、悲しみのほとんどは、社会から認められなかったり、必要とされなかったりすることに起因する。さらに言えば、生きていくためにやむなく行う仕事であれ、趣味に近いような仕事であれ、仕事は必ず社会と関わりをもつことで成り立っている。報酬は、社会のなかで一定の役割や機能を果たしたことの対価だろう。要するに、個人の主観的な「好さ」でさえ、社会の価値観抜きには考えられないのである。だから「よさ」を論ずるためには、個人の視点はもちろんであるが、それとともに個人を越えた視点が必要になってくる。

では、「よい生」の反対である「よい死」についてはどうだろう。「よい死」と聞いて、何を思い浮かべるだろうか。近しい者に看取られながらの死、十分に長生きをして天寿を全うした死、住みなれた自宅の畳の上での死など、人によってイメージは異なるに違いない。具体的なイメージが湧かずに戸惑う人もいるだろうし、どんな死であれ死そのものにはネガティヴな価値しか認められないという人もいるだろう。

この「よい死」を西洋語に翻訳すると〝euthanasia〟というギリシア語由来の言葉になる。その意味はなんと「安楽死」だ。〝euthanasia〟は〝eu〟と〝thanatos〟が合わさった語であり、〝eu〟が「よい」、〝thanatos〟が「死」の意味だ。この奇妙な語源に従って考えてみるならば、「安楽死とは、よい死のこと」になるが、こんなことを言われると、「ならば、安楽死以外の死はよくないのか」と反論したくもなる。が、その問題はとりあえず脇に置いておくことにしよう。ここで確認しておくべきなのは、さきほどの「よい生」と同様に、何をもって「よい死」とするかは、個人の主観を越えて、社会によって、さらには時代によって変わってくるということだ。

安楽死の起源は古い。古代ギリシアの医師・ヒポクラテスとその学派が唱えた倫理観をまとめた「ヒポクラテスの誓い」には次のような一節がある。「致死薬は、誰に頼まれても、けっして投与しません。またそのような助言も行いません」（小川政恭訳）。ここから何が読み取れるかというと、当時からすでに、医者は、どのような物質が人間にとって致死薬になるのかを知っていたということだ。現にソクラテスは、青年を腐敗させ、国家の信ずる神以外の神を信じた廉で死罪に処せられ、最期は自らドクニンジンをあおって自死したが、それが可能だったのも、毒とされる物質が特定されていたからである。さらに、そのような毒を患者に与えることが、医師の領分に反することだとされていることから、安楽死が当時から医の倫理のテーマと捉えられていたこともわかるだろう。

時代は下って、ルネサンス期の人文主義者・トマス・モア（1478-1535）が著わした『ユートピア』にも安楽死の話が出てくる。「ユートピア」とはトマス・モアの造語で、「どこにもない場所」を意味する理想郷のことであり、モアの作品では「ユートピア島」として描かれている。この書で描出されているのは、もちろん、トマス・モア個人の理想であるが、その理想がモア個人を越えて広く受け入れられ、語り継がれてきたことを思うと、当時の人々（主にイギリス人）が、どのような社会をよいと考えているかが垣間見られ、とても興味深い。

ユートピアは、理想郷といっても、現代の我々の理想とはかなり異なっている。理想を追求した共産主義の世界と重なり合うところもあるが、これともまた違っている。少しその様子を見てみることにしよう。

例えば、ユートピア島では、奴隷制度や死刑制度は残されている。衣服は基本的にみな同じ型であるが、男女と既婚未婚では異なる。住居は一〇年ごとに抽選で取り換えられるそうだ。仕事は、午前に三時間、午後に三時間、合計一日六時間と決められており、昼食後には二時間の休息がある。酒場、居酒屋、女郎屋はない。また、島では、農業に関する知識を持つことと実際に農業に従事することが最重要視されており、こどものころからその知識・技能が教えられ、一定の期間ごとに、都市の住民と田舎の住民は入れ替わり，誰もが必ず農業に従事するような仕組みになっている。ユートピアは、他国とは同盟は一切結ばず、島民はユートピア語で「ミスラ」と呼ばれる唯一神を信じている。そして面白いのは、普通の人が惹きつけられる金や銀に、島民は一切関心を示さないが、その理由である。それは、金や銀がユートピア島では便器、奴隷用の手枷・足枷、罪人用の耳飾りや指輪として使われているため、金銀に対しては嫌悪感を覚えるようになっているかららしい。

このような理想郷で安楽死が認められている点にトマス・モアならではのアイロニーを感じるが、モアは安楽死については、次のように書いている。

不治の病に悩んでいる者があれば、その人の枕許《まくらもと》に坐っていろいろな話をしてやるなど、あらゆる親切を尽してその心を慰めてやる。しかしもしその病気が永久に不治であるばかりでなく、絶えまのない猛烈な苦しみを伴うものであれば、司祭と役人とは相談の上、この病人に向って、これ以上生きていても人間としての義務が果せるわけではないし、いたずらに生恥《いきはじ》をさらすことは、他人に対して大きな負担をかけるばかりでなく、自分自身にとっても苦痛に違いない、だからいっそのこと思い切ってこの苦しい病気と縁を切ったらどうかとすすめる。

モアのこの一節を昨今の安楽死で交わされる議論と突き合わせてみると、いくつかの相違点が明らかになる。第一に、現代では安楽死を希望する患者の声を聴き、また、安楽死の要件が充たされているか否かをチェックする役割を負うのは医者であるが、ユートピア島では主に司祭がその役割を負っていることだ。第二に、現代の安楽死容認論は、「患者の死ぬ権利」として語られることが多いが、ユートピア島では、患者が「人間としての義務を果たせなくなる」ことが安楽死容認の根拠になっている。

もう少し付け加えておこう。モアは、決して安楽死を安易に認める社会を想定してはいない。ユートピア島は、基本的に「医薬や滋養物などいやしくも健康恢復に必要なものは、何一つとして病人に不自由させることはない」社会であることが強調されている。つまり、医療において万事を尽くした結果、最後の最後に認められるのが安楽死という選択になっているのである。さらに、司祭や市会が安楽死の理由を承認するよりも前に自ら命を絶ってしまった場合には、死骸が泥沼の中に捨てられる決まりになっており、基本的に自殺は認められていないのである。これは覚えておくべき事柄だ。

ところで、ヒポクラテスとトマス・モアに言及してきたが、彼らの文献には「安楽死＝euthanasia」という用語は見出されない。内容から考えて、彼らが、いわゆる安楽死のことを扱っていることは確かであるが、「安楽死」という独自の用語は使用されていないのである。このことは意外と重要だ。言葉は対象を対象として顕在化させる役割を負うため、特定の対象や事柄について、社会全体の認識が深まり、議論が活性化されるためには、まず言葉がなくてはならないからだ。では、誰が「安楽死＝euthanasia」という意味で、その言葉を初めて使用したのかというと、モアより少し後の世代に属するフランシス・ベーコン（1561-1626）だと言われている。

ベーコンは、十二歳で大学に入学するほどの天賦の才に恵まれ、イギリス経験論の形成に大きく貢献した人物であり、モア同様に、彼なりの理想社会を描いた『ニュー・アトランティス（新大陸）』という未完の小説も遺している。そのベーコンの著作『学問の進歩』（1605）には、「安楽死＝euthanasia」について次のようなくだりがある。

なおまた、わたくしは、ただ健康を回復させるだけでなく、痛みと苦しみを軽くすることも医師の職務であると考える。そしてそのような軽減が回復の助けとなる場合だけでなく、きれいで安楽な死に方をさせる場合にも、そうなのである。というのは、あの安楽死（Euthanasia）こそはささやかならぬ幸福であり、アウグストゥス・カイサルがつねにわが身にそれをこい願っていたのであるから。……医師たちは、……患者の回復の望みが絶えると、そこにとどまることをためらい、はばかる。しかし、わたくしの考えによれば、医師たちは、死の痛みと苦しみを和らげ軽くするために、安楽死の術を調査もし、せっせと研究もしなければならないのである医師の務めは、病気の治療だけではなく、患者のＱＯＬを保つための疼痛コントロールにまで及ぶべきであることがここでは説かれている。そして安楽死は、さらにその先の務めとして考えられており、終末期の痛みや苦痛を失くすための手段の一つとして位置づけられている。このようなベーコンの発想は、苦痛を解決する手段が安楽死に求められる点は脇に置くとしても、現代の医療では「緩和ケア」としてその一部が実現されてきたと言えるだろう。疼痛を抑える薬としては、モルヒネをはじめとして様々な鎮痛剤が開発されてきたし、死への恐れや人生の意味に対する苦痛、すなわち、スピリチュアル（霊的）な痛みについても緩和ケアの世界では重要性が認識されている。

安楽死が喚起する問題は、よい生であれ、よい死であれ、「よさ」に関わるという意味ではまさに倫理的である。安楽死の考察は、もう一度自分の人生を振り返らせ、人を倫理学の原点に連れ戻すかのようだ。ソクラテスがかつて述べた有名な言葉を思い出した人も多いのではないだろうか。「一番大切なのは、単に生きることではなくて、善く生きることだ」（『クリトン』）。ソクラテスの「よさ」は、もちろん「善さ」という漢字で表わされる倫理的な善さのことだが、安楽死が本当に「善い」のか否かについては、医師をはじめとして医療関係者が決める事柄ではない。それは社会全体で議論を重ねながら決めていく事柄である。

2　安楽死のいくつかの事例

「安楽死」と聞くと、意図的に毒を投与して、病気で苦しんでいる人を死なせることを想像するのではないか。しかし、そのようなケースだけが安楽死ではない。もっと様々な形がある。それらの違いを的確に押さえておこう。

昨今、日本でも超党派の国会議員連盟が尊厳死に関する法を定めようとする動きがある。国民全体で「安楽死に賛成か反対か」といった議論を深めていくことは大切なことだと思うが、互いが想定する安楽死の内容に違いがあれば、議論はただ食い違うだけだ。どのような安楽死を、どの程度、そしてどのようにして認めるべきなのか、あるいは、認めるべきでないのか。国民の誰もが安楽死に関して具体的なイメージを描けるようになり、それを基にして緻密な議論を進めていくためにも、まずは、いくつかの有名な事例を見ていくことにしよう。

①　森鷗外『高瀬舟』（一九一六年）

『高瀬舟』は、安楽死、特に慈悲殺を主題にした小説として知られている。

周知のように、森鷗外は夏目漱石と並ぶ明治期の文豪だが、彼は陸軍の軍医でもあったため、医学研究の最先端の地であるドイツへ留学をしている。そして帰国後、ドイツの医学・看護学者マルティン・メンデルゾーンが著した安楽死に関する説を「甘瞑《かんみん》の説」（1898）として翻訳し、日本にいち早く紹介した。ここで言われる「甘瞑」とは、「安く死する」の意味であり、現代の言葉で言えば「安楽死」のことだ。このように、ドイツ留学を経て安楽死に関心を寄せていた鷗外が、小説として書き下ろしたのが『高瀬舟』である。

その概略はこうだ。

高瀬舟は、京都の高瀬川を行き来する船であり、徳川時代には遠島（島流し）の刑を受けた罪人を乗せて、大阪まで運ぶ役目を負っていた。ある日、喜助という三〇歳くらいの男が弟を殺害した罪で船に乗せられてきたが、普通の罪人とはどことなく違った雰囲気を醸し出している。同乗した羽田庄兵衛がその姿に関心を抱き、理由を尋ねた。すると、喜助は自分の境遇を語り始める。

喜助は、小さい時に両親が疫病でなくなってしまい、弟と二人で助け合いながら生きてきた。しかし、その弟が病気になって働けなくなり、弟は兄に対して申し訳なさを日々感じながら過ごしていた。

ある日、喜助が仕事から帰ってくると、その弟が喉をカミソリで切って自殺を図り、布団の上に突っ伏したまま血だらけになっていた。喜助はすぐに医者を呼ぼうとするが、弟はそれを固辞し、いっそ喉に突き刺さったままのカミソリを引き抜いて、楽にさせてくれと訴えてくる。喜助は最初、かなりためらうが、弟の訴えてくる目つきがあまりにも険しく真剣なのを見て、最終的にカミソリを抜くことを決意する。そして、一気に抜こうとした時、弟の看病を頼んでいた、近所の老婆がたまたま家の中に入ってきて、二人の姿を目撃してしまう。その後、弟は気が付くと息を引き取り、喜助は、殺人罪で捕まってしまった、という内容である。

鷗外は、このような事例を通常の殺人罪と同等に考えてよいのか、という疑問を庄兵衛の視点で問いかけながら、「高瀬舟」を終わらせている。

小説『高瀬舟』は、江戸時代の随筆『翁草』巻一一七の「流人の話」を底本にした物語であるが、鷗外は随所々々で意図的に書きかえている。例えば、カミソリが首に刺さっているのを兄が抜くという場面は『翁草』にはないので、この箇所は鷗外が想像力を逞しくして描いた創作だ。後にまた鷗外は、「高瀬舟縁起」（1938）という短い解説を書き、そこで「安楽死＝Eutanasie」に言及するが、そこでも意図的に安楽死の概念をずらしている。「縁起」で取り上げられる話は、カミソリではなく、薬（麻酔薬）の話になっている。

これらの違いは意外と重要なので、「高瀬舟縁起」で鷗外自身が安楽死についてどのように述べているのかを確認してみることにしよう。

ここに病人があって死に瀕して苦しんでいる。それを救う手段は全くない。傍《そば》からその苦しむのを見ている人はどう思うであろうか。たとい教のある人でも、どうせ死ななくてはならぬものなら、あの苦しみを長くさせて置かずに、早く死なせて遣りたいという情は必ず起る。ここに麻酔薬を与えて好いか悪いかという疑が生ずるのである。その薬は致死量でないにしても、薬を与えれば、多少死期を早くするかもしれない。それゆえ遣らずに置いて苦しませていなくてはならない。従来の道徳は苦しませて置けと命じている。しかし医学社会には、これを非とする論がある。すなわち死に瀕して苦しむものがあったら、楽に死なせて、その苦を救って遣るがいいというのである。これをユウタナジイという。楽に死なせるという意味である。高瀬舟の罪人は、ちょうどそれと同じ場合にいたように思われる。私にはそれがひどくおもしろい（「高瀬舟縁起」）

安楽死といっても様々なケースがあると先に述べた。鷗外が取り上げた、いくつかの例は、広い意味ではすべて安楽死に入るが、実はその内容は微妙に異なる。安楽死の違いを理解するためには良い材料なので整理してみよう。

まず、小説『高瀬舟』で描かれたような事例は、「自殺幇助（関与）」と一般的に呼ばれている。喜助の弟は、自分の頸部にカミソリを突き刺し、自殺を自ら企てたが、意に反して死にきれなかった。そこで、自殺を完遂するために、兄である喜助に願い出て、自殺の手助け（幇助）をしてもらったわけだ。

このような形で他人の自殺の手助けをすることは、特定の資格がなければできないことではない。いわば誰でもできることである。だから、それは一般的に刑法で禁じられている。刑法の第二〇二条には「自殺幇助」に関する規定があり、次のように書かれている。「人を教唆し若しくは幇助して自殺させ、又は人をその嘱託を受け若しくはその承諾を得て殺した者は、六月以上七年以下の懲役又は禁錮に処する」。

刑法の条文には、自殺を手助けする人が誰であるかは一切問われていない。つまり、この条文は一般的な規定であり、誰であっても自殺を手助けした場合は、この罪に問われることになる。

現代で問題になる安楽死は、医師がその最終的な死に関与するのが基本である。だから『高瀬舟』のようなケースは、広い意味では安楽死の範疇に入るが、実際は安楽死に関する議論のなかで自殺幇助の是非が問われることはほとんどない。

次に、鷗外が「高瀬舟縁起」で言及したようなケース、つまり、死に瀕している人に対して薬を投与してその人を苦しみから救うケースを考えてみよう。常識的に考えて、そのような薬を入手したり、取り扱えたりできるのは基本的に医療関係者だけだろう。日本では薬剤師には処方権はないので、この場合、医者を前提に話を進めてみよう。

実は、このようなケースにも二通りのパターンが考えられる。

一つは、ある程度の量を投与すれば確実に死に至るということがわかるような致死薬（例えば塩化カリウム）を投与するような場合である。これは「積極的安楽死」と呼ばれる。すでにオランダやベルギーなどで認められ、それらの国ではこの積極的安楽死が主流になっている。一般的に、安楽死のイメージと言えば、このことだ。

一方、それとは似て非なるケースがある。鷗外は、苦しみから救うための方法として「麻酔薬」の投与について述べていた。よく考えてもらいたいのだが、元来、麻酔薬は患者を眠らせるための薬であって、死に至らしめる薬、つまり、致死薬ではない。だから、麻酔薬を投与するのは、あくまでも患者の意識レベルを下げて苦痛を感じさせないようにするのが目的である。もちろん、瀕死状態の人は体力がかなり低下しているだろうから、麻酔薬の投与によって、結果的に、死期が早まることはあるだろうし、その予想もできる。しかし、それは結果的にそうなっただけであり、そうならない場合も十分にある。つまり、麻酔薬の投与において、死に至らしめることは、たとえ予想されたとしても、意図はされていない。このようなケースは「間接的安楽死」と呼ばれる。

現代では、患者の苦痛（疼痛）をコントロールすることは容易になった。そのため、死期が近く、苦痛にあえぐ患者に麻酔薬を投与して苦痛を緩和させ、さらには鎮静剤で眠ったままの状態にさせることができる。それを「鎮静（sedation）」という。もちろん鎮静剤が切れれば目は覚めてしまうが、一時的に眠らせるのではなく、持続的に眠らせることも可能である。投与すれば死ぬと解っている致死薬を積極的に投与して患者を「殺す」のではなく、麻酔薬で患者を持続的に眠らせることで苦痛を取り去り、患者が自然に死に至るまで待つのである。このような鎮静を「持続（永続）的鎮静」と言う。積極的安楽死と間接的安楽死を厳密に区別できるか否かは、実を言うと、それだけで生命倫理学の大きな課題だ。取り敢えず、ここでは両者を区別しておこう。

以上みてきたように、鷗外の「高瀬舟」「高瀬舟縁起」からは、「自殺幇助」「積極的安楽死」「間接的安楽死」といった違いが理解されるだろう。

② ブリタニー・メイナード事件（二〇一四年）

二〇一四年一一月一日、アメリカのオレゴン州に住む二九歳の女性、ブリタニー・メイナードは、医師から処方された致死薬を自ら服用し、自宅で死亡した。彼女は、その年の元旦に、末期の脳腫瘍（神経膠芽腫）であると診断され、同年四月には、余命半年の宣告を受けていた。服毒は、悩み抜いた末の、彼女なりの最終決断であった。

この事件はインターネットでも話題になり、多くのマスコミにも取り上げられたので、記憶にある人も多いことだろう。メイナードは、インターネットの動画公開サイトYouTubeやFacebookを積極的に利用し、自らの病状の進行やその時々の心境を告白し、定められた日に命を断つと予告していた。

アメリカでは、安楽死が可能か否かは、州によって異なっている。メイナードは、結婚後、カリフォルニア州に住んでいたが、そこでは彼女の望む安楽死は認められていなかった。そのため、彼女は、最終的に安楽死の実行を決意した後、安楽死が合法化されているオレゴン州に一家で移り住んだ。オレゴン州では一九九四年に「尊厳死法（Oregon Death with Dignity Act）」が成立しており、医師から致死薬をもらい、それを患者が自主的に飲む形での安楽死が認められているからだ。ところで、このケースでは、医師が直接メイナードに致死薬を投与していない。となると、先に見た積極的安楽死ではない。さらに言うと、これまで「安楽死」と述べてきたが、オレゴン州で認められているのは「尊厳死」である。そのため、この事件が報道された際は「尊厳死」という表現が頻繁に使われた。

ここからも安楽死をめぐる概念の複雑さが見て取れると思われるが、メイナードのようなケースは、「医師介助自殺（Pysician-assisted Suicide:PAS）」と呼ばれている。オレゴン州ではこのようなケースを「尊厳死」と呼ぶが、日本では、一般的に「尊厳死」というのは消極的安楽死のことを意味する言葉として使われるので、実は、日本の文脈で言えば、メイナードのケースは尊厳死には当たらない。日本尊厳死協会も、この事件の直後に「協会ニュース」などで、尊厳死協会はメイナードのような医師介助自殺を目指しているのではないことを改めて主張している。

医師介助自殺を「尊厳死」と呼ぶかどうかは取り敢えず保留にしておくにせよ、それが安楽死の一つの形態であることは間違いない。医師介助自殺は、文字通り、医師が致死薬を介助(処方)して、患者がそれを服用する形で自らの命を断つようなケースを指している。注意してほしいのは、「高瀬舟」の喜助の場合も、弟が自殺をしようとしたのを介助したわけだから、メイナードと同様のケースのように思われるかもしれないが、喜助は医師でないという点が大きく異なっている。

一般の人、素人が自殺を介助する場合は、通例、「安楽死」とは呼ばれない。それらは、慈悲殺あるいは自殺幇助である。安楽死には医師の介在が不可欠である。医師による専門的な判断、医療の慎重な介入があるか否かは、安楽死の要件としてはとても重要なことだ。もしそのような判断が不要になると、どうなるであろうか。素人には、患者の病状が本当に末期であるかどうか、さらに言えば、患者が仮病であるかどうかなどは、なかなか的確に判断できないだろうから、いとも簡単に安楽死が成立してしまうことになる。そういった安楽死の安易な適用の拡大を防ぐためにも医療の介在は不可欠である。

③　カレン・クインラン事件(一九七五年)

メイナード事件は比較的最近起きた事件であるが、安楽死に関わる有名な事件というと、必ず取り上げられるものに、カレン・クインラン事件とナンシー・クルーザン事件(一九九〇年)がある。

どちらも、植物状態（遷延性意識障害）の患者の延命措置を停止してよいかどうかが問われたケースだ。このような形の安楽死は「消極的安楽死」と呼ばれる。本来はプライベートな問題であるはずの死が、個人や家族の枠を越えて、司法の場に持ち込まれたことで、これらの事件は社会的に大きく注目され、「死ぬ権利」が認められるべきか否かの論争を巻き起こした。

クインラン事件の詳細はこうである。

一九七五年四月一五日、二一歳のカレン・アン・クインランは、友人の誕生日パーティに参加していた。ところが夕食後、クインランは体調を崩してしまう。アルコールを飲み過ぎたためだと判断した友人は、クインランを家に連れて戻り、寝かせた。そして、しばらくしてから様子を見に行くと、クインランの呼吸が止まっていた。友人はすぐに人工呼吸をし、救急車を呼び、クインランは病院へ搬送される。しかし、一命こそとりとめたものの、昏睡状態に陥ってしまい、生命維持のため、気管切開で人工呼吸器が装着されることになる。クインランは、当時、精神安定剤を常用していたとされるが、検査結果では、それが昏睡の直接の原因であるとは言えないとされた。昏睡の原因は、結局、はっきりとはわかっていない。

クインランは眠ったままの状態が続いた。彼女の父であるジョゼフ・クインランは、思い立ち、カレンの人工呼吸器の取り外しを主治医に依頼するが、断られてしまう。そのため、ニュージャージー州の高等裁判所に民事訴訟状を提出し、延命措置の打ち切りを申し立てた。カレンは、生前に、通常以上の手段を使ってまでは生きたくない、と述べていたというのがその理由であった。カレンが昏睡状態になってから約五か月後のことだった。

州高裁は、しかし、その請求を退ける判決を下す。カレン・クインランは、法的および医学的な定義からして生きており、生命維持装置を継続使用すべき義務が存在する、と判事は述べた。一週間後、父ジョゼフは、州最高裁に上訴状を提出する。そして翌年の三月、州最高裁の判決が下された。その判決は、プライバシー権には治療の拒否という権利が含まれること、父ジョゼフをカレンのプライバシー権の代行者として認めること、そして生命維持装置の取り外しは医師・病院の倫理委員会が認めたならば可能であり、父親と医師の民事・刑事上の責任は問われないとするものだった。

その州最高裁判決から約一か月半後、カレンの人工呼吸器の取り外しが行われた。ところが、予想もしないことが起こる。人工呼吸器を取り外せば、カレンの呼吸は自然に止まると予想されたにもかかわらず、止まらなかったのである。カレンは、自力呼吸ができる状態だった。その後、カレンは集中治療室から一般病棟へ移され、そのままの状態を保ち続けながら長く生き続けた。カレンが肺炎で息を引き取ったのは、一九八五年六月一三日である。人工呼吸器が取り外されてから、なんと約一〇年もの年月が経っていた。

クインラン事件は、何を語るであろうか。

一つは、終末期医療の意思確認の難しさが挙げられるだろう。カレン本人が、どういう状態に陥ったならば何をしてほしいのか、あるいは、何をしてほしくないのかを明示的な文書で残していたわけではない。それゆえ、周囲の者が、カレンの意思を推しはかって、代理で意思決定をするしかない。しかし、意思というものは変化しないものではなく、その時々の状況に応じて絶えず変わってゆくものだろう。だからカレンが、終末期に本当は何を望んでいたのかは、どうしても推測の域を出ない。

二つめは、やはり「終末期」そのものの判定の難しさである。人工呼吸器を取り外せばそのまま死に至ると医療関係者はじめ多くの人は考えていたわけであるが、実際は、そうならなかった。つまり、クインランは終末期ではなかったわけだ。死期の確定は、現代の医学を以てしてもかなり難しい。

そして三つめは、そもそも回復不可能な植物状態の患者に対して延命治療を中止すること、あるいは、はじめから延命措置を行わないことは、倫理的に正当化できるのかといった根本的な問題がある。

クインラン事件は、結果的に、時代を動かし、大きな足跡を残すことになる。ニュージャージー州の最高裁判決が出されてからまもなくして、死ぬ権利を認めた「自然死法（Natural Death Act）」がカリフォルニア州で成立したからだ。「自然死」という呼称が、ここでは使われており、そのことに違和感を覚える人もいるだろう。後で解説するが、取り敢えず覚えておいてほしいことは、この法律では、患者がまだ終末期に至らない前に、自らの意思表示を表明しておく「リヴィング・ウィル」の尊重が明記され、権利として保障されたということだ。

3　安楽死概念の整理

「安楽死」と呼ばれるケースを、これまで具体例に沿いながらいくつか見てきた。どのケースもそれぞれ深刻で、固有の問題を抱えていることがわかるだろう。どれも何となく似たように感じられるかもしれないが、概念上は異なって分類されるため、簡単に整理しておこう。

①『高瀬舟』の喜助のケース　自殺幇助
②「高瀬舟縁起」の致死薬投与のケース　積極的安楽死
③「高瀬舟縁起」の麻酔薬投与のケース　間接的安楽死
④メイナード事件　医師介助自殺
⑤クインラン事件　消極的安楽死

これらには共通した特徴がある。

一つめは、どのケースにおいても、その時々の医療の限界が透けて見えるということだ。例えば『高瀬舟』では、喜助の弟は病に倒れて働けなくなった、と書かれている。この弟の病が何であるか、また、どの程度深刻なのかは、鷗外自身は敢えて詳述していないので推察するしかないが、仮に治療可能ならば、当然、病を治すのではないだろうか。それをしないということは、治せない病なのだろう。あるいは、別の理由があるのかもしれない。兄弟は金銭に困窮しているがゆえに医者にかかることができない、とも考えられる。だが、どちらの場合も医療の限界に直面していることは確かだ。前者は治療の限界、後者は医療制度の限界である。

鷗外が「縁起」で述べた致死薬や麻酔薬を投与するケースも同様だ。それらのケースでは、死に瀕している患者がおり、その患者はもはや医療では助けることができない状況にあることが想定されている。鷗外は留学中、細菌学の創始者であるコッホにドイツで師事しているが、当時はまだ、医療の可能性を格段に広げた抗生剤もない時代であったから、医者ができることは現代と比べるとかなり限られていた。鷗外は、一医師として、医療の限界については人一倍敏感であらざるを得なかったはずだ。

メイナード事件でも医療の限界が見て取れる。メイナードは、脳腫瘍と診断されてすぐに、安楽死へと傾いたのではない。一度は、病と闘い、治すために手術を受けている。しかし、それでも自分の病気が根治不可能だとわかり、治療の限界に直面したからこそ、最終的に医師介助自殺に踏み切ったわけだ。

クインラン事件では、植物状態のまま生存し続けることをカレンが拒んでいたことが、人工呼吸器取り外しの理由になっている。この主張が一定の説得力を持つのは、そのような生存のあり方が人間の尊厳を傷つけると思わせるからだろう。だが、そもそも、植物状態から意識を回復させることができるのならば、この議論は起きないはずだ。議論の背景には、植物状態が重篤な状態であり、その時の医療を以てしてはもはや回復させることができないという認識がある。このような限界の認識が、家族を消極的安楽死へと向かわせたのだろう。

と、ここで少し冷静になって考えてみたい。もともと医療は万能ではない。全知全能の神のなせる業ではないからだ。医療は、しょせん、科学的知識の集積に基づいた人間の行いである。だとしたら、いつの時代でも、医療の限界は必ず存在するのではなかろうか。今から何百年か経ち、iPS細胞を使って身体の臓器や器官を電池交換のように換えることができるようになり、癌が風邪のように治る時代が来たとしても、その時々での医療の限界は必ずあるに違いない。この至極単純な事実からすれば、安楽死の問題は原理的になくならないことになる。ヒポクラテスの生きた時代から現代にいたるまで、安楽死はこれまでずっとその是非が問われ続けてきたし、これからも問われ続けるに違いない。それは生を受けた者が負う宿命なのだろうか。

二つめの共通点に移ろう。それは、どのケースも、他人の手を借りて死に至っているということである。安楽死は、自殺なのか、それとも他殺なのか、と敢えて単純な二分法で問うならば、安楽死は他殺に分類される。安楽死を自殺と同等に考える人がいるが、それは間違っている。自殺は自殺で、倫理学的にはそれ自体大問題であるが、病を苦にして自殺してしまう人は、安楽死のような煩雑な手続きを経るまでもなく、自ら命を絶ってしまうことが多い。人間は、幸か不幸か、自害する術をよく知る生き物だからだ。

一方の安楽死は必ず他人の手を借りて行われる。これまでの例で考えてみよう。『高瀬舟』では、喜助が弟の殺害に手を貸したわけであるし、「縁起」で描かれているケースでは、医者が致死薬・麻酔薬を投与する話になっている。メイナード事件は、一見自殺のように思われるが、やはりこのケースでも医者が致死薬を渡すという行為が介在している。クインラン事件では、人工呼吸器を外すのは、もちろん医者が行ったことだ。このように、どのケースにおいても、他人の手を借りている。

安楽死は、衝動的な自殺とは違って、死に至るまでに多くの人の承認が手続き上必要である。そのため、実行までには、それ相応の時間がかかることになる。他人の手を借りて死ぬことが許されるのか、そもそも誰が手を貸すべきなのか、そして手を貸した人は免責されるのか、といったことがそこでは問われ、承認されなければならない。この複雑で、熟考を要する過程は、一刻

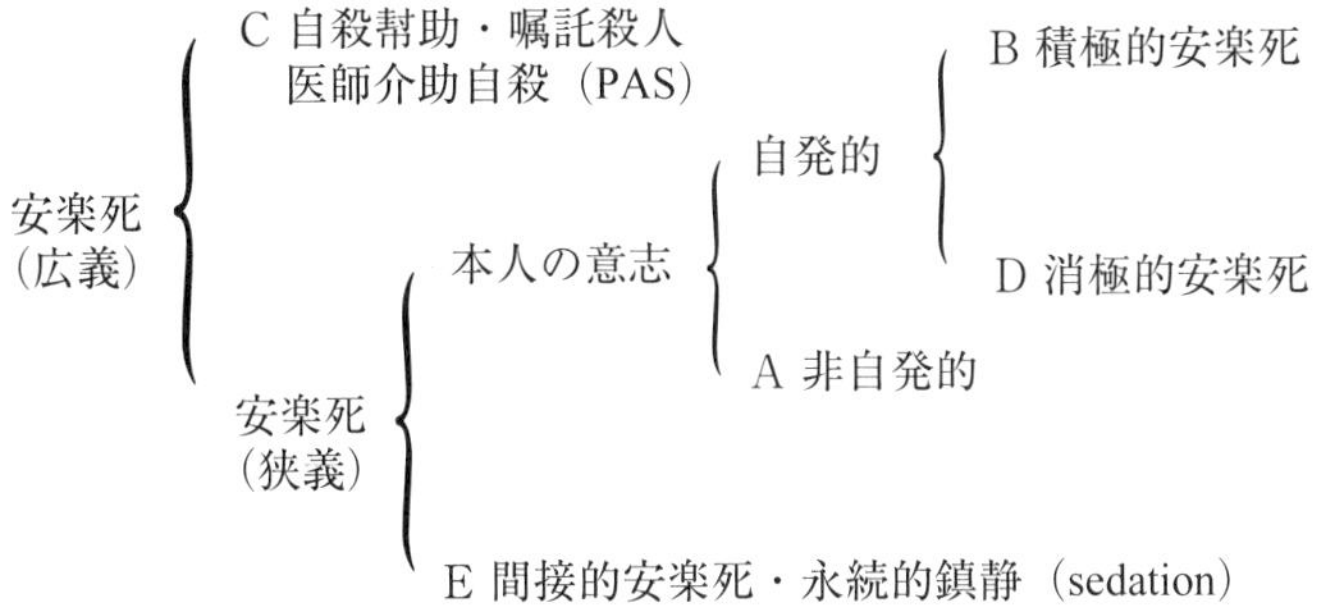

図表 5-1　安楽死の概念整理

（小笠原信之『許されるのか？　安楽死』を一部改変）

も早く苦痛から逃れ安楽に死にたいと願う者からすれば厄介な手続きかもしれないが、逆な見方をすれば、この煩雑さが安楽死を正当化するのだとも言える。そして、安楽死が実行されるまでの長い時間は、遺される人にとって、近しい人の死を少しずつ受容していく時間にもなるはずである。

以上の共通点を念頭に置いたうえで、細かな差異に着目して安楽死を分類すると、上の図のようになる。

Aから順に確認していこう。Aは、本人が安楽死を望んでいない、つまり、自発的ではないにもかかわらず、安楽死させられることを指している。「そんなバカな」と感じられるかもしれないが、歴史を振り返れば、悲しいことに、このような事実はいくつも存在した。ナチスによる障碍者の慈悲殺はその代表例だ。

ナチスと言えば、ユダヤ人の大量虐殺ホロコーストを思い浮かべる人も多いだろう。だが、それよりも前にT4《テーフィーア》作戦という非自発的な安楽死が行われたことを忘れてはならない。その主な対象になったのは、障碍者や精神病患者であった。

当時のナチスは優生思想（eugenics）に基づいた政策を行っていた。「優生」という言葉は、「優れた生」を意味している。ということは、「優れていない生」「劣った生」が裏で想定されているということだ。そのようにして人間の命を値踏みし、優れている生だけが子孫を残し、劣っている生は子孫を残せないようにすれば（断種）、中長期的に見て社会はどんどん改善されていく。そのような発想が優生思想である。

ナチスはその思想に基づき、「慈悲による殺害」と称して障碍者や精神病患者などを安楽死させた。「自助能力もないまま病苦にあえぐ人間に救いの手をさしのべる」というのが正当化するための理由であった。ここでの「救いの手」とは、もちろん安楽死させることを意味している。

現代では、このような非自発的な安楽死は認められない。というよりも、ナチス当時であっても認められないことだ。だが、このような断定的な言い回しができるのは、現代から当時をいわば対岸の火事のように眺めているからなのかもしれない。現代の日本においてさえも、食糧不足や医療資源不足が深刻になれば、どうしてもそれらの資源を誰から優先的に配分するかという難問が、必ずや出来するだろう。その時に犠牲を強いられるのは、たいていの場合は社会的弱者である。食糧難が、間引きや姥捨てといった人減らしを引き起こすことは歴史が証明している。

さらに言えば、非自発的な安楽死は、姿を変えて現れる。例えば、福祉の世界では、老老介護が問題になって久しい。介護疲れや看病疲れが理由で介護者が被介護者を殺害する悲惨な事件も増えている。警察庁によれば、二〇一一年以降の五年間で介護疲れによる殺害事件は一四二件で、約四割は加害者・被害者共に六五歳以上の高齢者だったそうだ。介護される高齢者は、殺されることを望んでいたであろうか。個々のケースにはそれぞれの事情があるので一概には言えないが、もし死を望んでいないのならば、これらは明らかに非自発的な安楽死（慈悲殺）に相当しないだろうか。ナチスのような国家が強制する非自発的安楽死だけではなく、このようなミクロな人間関係における非自発的安楽死に対しても、我々はどうすべきかを考える必要がある。

分類表に戻ろう。Ｂの積極的安楽死は、「縁起」での致死薬投与のケースに相当する。患者本人が自らの意思で安楽死を希望し、最終的に医師が致死薬を投与してその患者を死に至らしめる方法である。現在オランダやベルギーなどの国では積極的安楽死が認められており、年間四〇〇〇～五〇〇〇人がこの方法で死に至っている。この積極的安楽死は、Ｄの消極的安楽死と対比的に理解すべきなので、比較しながら述べていこう。もう一度確認しておくと、Ｄは、カレン・クインランのように人工呼吸器を取り外すというようなケースである。

簡単に両者の違いを言えば、Ｂの積極的安楽死は、患者が死ぬことを目的として致死薬を与えることであり、「あえて死に至らしめる」という作為にあたる。これは安楽死の一般的なイメージと重なるので、理解しやすいだろう。一方、Ｄの消極的安楽死は、患者自身が本来持つ、生きようとする力（生命力）が次第に弱まっていく過程をなるべくそのままにしておくことである。そのため、人工呼吸器の装着や過度な栄養補給などを行わないこと（開始しないこと）、あるいは、何らかの理由で、すでにそのような措置を行ってしまっていたならば、それらを取り外す（中止する）ことを意味する。つまり消極的安楽死は、「あえて延命措置を行わない」という不作為に基づいている。延命措置を行わないということは、患者がなるべく自然な形で衰弱して死に至ることであるから「自然死」とも呼ばれる。クインラン事件の後、カルフォルニア州で通過した法律が「自然死法」という名称だった理由がここから理解できるだろう。

積極的安楽死は、死に対して最後まで人為的に介入することであるのに対し、消極的安楽死はできるだけ人為性を排除しようとすることであるから、両者はこの意味では対極的である。現在、日本でも超党派の「尊厳死法制化を考える議員連盟」が、安楽死に関する法案を国会に出そうと計画しているが、その法案は、消極的安楽死を認めさせることを骨子にしており、積極的安楽死については法制化を求めていない。

ただ昨今の、日本における安楽死法制化の動向を見ていると、問題を複雑で厄介にしている事柄がある。それは、一言で言えば、微妙な概念のズレが起きているということだ。まず、先の議員連盟が出している法案だが、明らかに消極的安楽死について規定した法案でありながら、肝腎の「消極的安楽死」という概念が一切出てこない。法案には、患者の意思とともに尊厳が尊重されなければならないと書かれてあり、そこから終末期における延命措置の不開始が認められるべきだとされているが、そこに「消極的安楽死」の文言は一言もない。これは、はっきり言えば、不自然である。さらに言うと、消極的安楽死が、それを推進する団体によって「尊厳死」へと言い換えられる動向も顕著だ。

例えば、日本で安楽死法制化を先導している団体に、日本尊厳死協会がある。当協会は、産婦人科医であり、子宮内避妊具「太田リング」の発案者であった太田典礼によって設立された。太田は「優生保護法」の制定に尽力した一人でもある。当協会は、消極的安楽死のことを「尊厳死」と呼んでいるが、しかし、一九七六年に設立された当時、当協会の名称は「日本安楽死協会」であり、積極的安楽死の合法化を求めていた。ところが、一九八三年に「日本尊厳死協会」へと名称を変更し、現在は、消極的安楽死の合法化を目指している。なぜこのような方向転換があったのだろうか。その背景の一つとして考えられるのが、一九八一年に、世界医師会（WMA）で採択された「患者の権利に関するリスボン宣言」の影響である。

「リスボン宣言」（一九八一年版）は、全部で六の原則から成る宣言である。その六番目には「患者は、尊厳のうちに死ぬ権利をもっている」と書かれている。ここで述べられているこの「尊厳のうちに死ぬ権利」が安楽死と関連づけられて解釈され、以後、患者の「尊厳を保つための権利」

を前面に押し出した「尊厳死」という概念が意図的に使われるようになっていくのである。

繰り返しになるが、安楽死は、ヒポクラテスの時代から存在していた。それがタームとして定着したのは、一七世紀のフランシス・ベーコン以降のことである。ところが、二〇世紀に入るとナチスの手によって負のイメージ一色に塗り変えられてしまう。そんなネガティヴな印象を与える概念よりも、人間の尊厳を保つ権利としての「尊厳死」の方がイメージは格段によい。アピールするにはもってこいである。世間ではしばしば「安楽死と尊厳死」といったように、両者を分け隔てなく、いわば同等のものとして並列させることが多いが、安楽死と比較すると「尊厳死」という概念はかなり新しい概念である。

ところが、「尊厳死」という概念を前面に押し出すと、確実に、厄介な問題が起きてしまう。それはどうしてなのか。また、どのような問題が起きてしまうのか。

第一に、「尊厳死」の内容が、国や社会によって違うことが挙げられる。広義の安楽死がそのまま尊厳死と言い換えられているわけではなく、安楽死の中の一部だけが尊厳死と言い換えられているために、食い違いが起きている。つまり、世界各国で何を「尊厳死」と呼ぶかは、統一されていない。

一例をあげてみよう。メイナード事件が報道されたとき、アメリカや日本ではともに、彼女の死については「尊厳死」という概念で括られた。だが、ここでよく思い出してほしい。彼女が行ったのは「医師介助自殺」であって「消極的安楽死」ではない。医者は直接手を下しておらず、医師が処方した致死薬を服薬することで彼女は自らの命を絶ったのである。このような医師介助自殺を「尊厳死」と呼ぶことは、アメリカのオレゴン州では妥当だ。なぜかというと、オレゴン州で医師介助自殺を合法としているのは「尊厳死法」という名の法律だからだ。

他方、日本ではどうかというと、先にあげた日本尊厳死協会では「消極的安楽死」を「尊厳死」と呼ぶわけであるから、明らかにメイナードの場合は、「尊厳死」には該当しない。このことを当協会は、誤解を生む原因になると認識していたため、メイナード事件に際して受けた取材では、違いをしきりに強調していた。このような食い違いはどう解釈すべきなのだろうか。日本人とアメリカ人では人間の尊厳の捉え方が異なるのだという、文化的差異の問題で済まされることではないだろう。

第二に、この問題の方が重要だと思われるが、例えば、消極的安楽死のことだけを「尊厳死」といった特別な呼び方をするとしよう。すると、それ以外の死は尊厳がないことを含意してしまわないか。つまり、致死薬を投与する積極的安楽死や、医師に渡された致死薬を自分が服用する医師介助自殺などは、敢えて嫌味な言い方をすれば、「尊厳のない死」になってしまうということだ。数ある安楽死の中の消極的安楽死だけが「尊厳死」に値する理由が果たしてあるだろうか。人為性が介入した時点で人間の尊厳が失われるのだと考えるならば、医療そのものが成り立たなくなる。医療は人間の心身を人為的にコントロールしようとする行為の集積だからだ。この問題をさらに深く考察するためには、結局、人間の尊厳とは何かといった原点に立ち返らざるを得ない。

再び、分類表に戻ろう。これまで、Aの非自発的な安楽死、Bの自発的な積極的安楽死、そしてDの自発的な消極的安楽死の違いを確認してきた。次は、Cの医師介助自殺（PAS）、自殺幇助、嘱託殺人について考えてみよう。先に述べたように、Cのケースでは、医師介助自殺とそれ以外を区別することが肝要である。医師介助自殺は、文字通り、医師が仲介したうえでの自殺であるが、自殺幇助や嘱託殺人に関しては、医師も含めてすべての人が対象になる。

例えば、自殺願望のある人に手を貸すことは誰でもできる。高所から飛び降りようとしている人の背中をドンと一押しすれば、その人は間違いなく死ぬことだろう。これは自殺幇助である。このことをさらに一歩推し進めれば、こういうケースも考えられる。自殺願望のある人に悩みを打ち明けられ、「頼む、自分を殺してくれないか」とナイフを渡され、同情心から殺してしまうようなケースだ。これは嘱託殺人である。以上の二つは、言わば社会的に認可を得るという手続きが欠けている。自殺者とそれを手助けする者の間での、閉じた関係のなかでの出来事に過ぎない。

一方、医師介助自殺は、必ず医師が介助するため、医師によって、自殺願望者の「死にたい」という主張が医学的に見て正当性をもつかどうかが逐一検討される。その検討は、社会全体に開かれている。この点が、自殺幇助ないし嘱託殺人と医師介助自殺との違いである。

最後に、Ｅの間接的安楽死・永続的鎮静について見ておこう。安楽死は安楽死でも、「積極」でも「消極」でもなく、「間接的」という形容詞がついている。まったく紛らわしく、頭が混乱してもやむを得ない。

ということで、できるだけ簡潔に説明してみよう。「間接的」とは、「死ぬこと、あるいは、死期が早まることを意図しない」という意味である。要するに、間接的安楽死の「間接的」の意味は、結果的に安楽に死なせることになるかもしれないが、もともと死なせることを直接的に意図はしていないから、「間接的」と呼ばれているわけだ。

例えば、致死薬を投与する積極的安楽死は、まさに安楽に死なせることを意図している。生命維持装置を外す消極的安楽死はどうかと言えば、こちらも自然な流れのままで死なせることを意図している。それに対して、間接的安楽死は、死なせることを意図しない。意図するのは、あくまで当人の痛みの緩和なのである。

間接的安楽死は、「鎮静」という形で行われる。英語ではセデーション(sedation)という。現代は、鎮痛剤や麻酔薬が著しく発達した。そのおかげで、我々は安心して手術を受けられるようになったわけだが、内視鏡検査の時のように、一時的に当人の意識を低下させる鎮静は「一時的鎮静」といわれる。一時的鎮静は、投与量の間違いなどのヒューマン・エラーの問題、つまり医療過誤を別にすれば、倫理的な問題はほとんど生じない。それは本人の承諾を得たうえでの行為であるし、一定の時間が経てば、意識は戻るからだ。

それに対し、永続的に、つまり死を迎えるまでずっと痛みを感じさせないようにさせることも現代の医療では可能だ。それが「永続的／最終的鎮静（permanent/final sedation）」である。いま、死期が近いと予想される患者が、激しい痛みに苦しんでいるとしよう。そのとき、何の処置もせずに放置しておくことは、普通の感覚の持ち主ならば耐えられないだろう。だからといって、鎮痛剤による一時的な苦痛の除去では、しょせんその場しのぎで、鎮痛剤が切れてしまえば再び苦しむことになってしまう。そこで、ずっと鎮静剤を投与したままにして、本人が苦痛を感じさせないような状態で眠らせておきながら死を迎えさせたらどうかという考えが出てくる。それが永続的鎮静である。

永続的鎮静は、積極的安楽死とは区別される。と簡単に書くと、疑問を感じる人がいるかもしれない。なるほど確かに、間接的安楽死は、死なせることを直接の意図とはしていないかもしれない。意図しているのは当人が痛みから解放されることだ。しかし、結果的に鎮静剤の効用で、死期を早めてしまうことは十分に予想され得るし、実際にそうなることもあり得る以上、致死薬を投与する積極的安楽死と何ら変わらないのではないか、と。

この指摘は、核心を突いている。このような疑問に関してはどのような返答が可能かというと、予想と意図は同じではない、という反論だ。例えば、進行癌をそのまま放置すれば、早晩その人に死が訪れることは予想される。だからといって放置が死を意図するとは言い切れないだろう。高齢者の進行癌では、抗癌剤を投与するよりも放置した方が長く生きられることもあるため、少しでも死を先延ばしにすることを意図して放置する場合もあるからだ。予想と意図の区別が意味を持つか否かは、いまでも議論が絶えない。だが、この区別は、倫理学にとっては重要だ。なぜならば、その区別があって初めて、医者や家族といった第三者が、当人の死には直接手を貸さない形での安楽死が可能となるからだ。

間接的安楽死には、もう一つ、よく指摘される問題点がある。何度も繰り返すように、苦痛の除去を意図して永続的鎮静は行われるわけだが、それが行われた時点で、当人は昏睡状態のままになってしまう。ということは、つまり、鎮静が当人の人格的な活動を停止させてしまうわけだ。激痛に苦しんでいたとしても、当人の意識がはっきりしていれば――というか、苦しむということは、意識が清明だから可能なわけだが――会話やその他のコミュニケーションが可能だろう。しかし、永続的に眠ったままの状態になってしまえば、ほとんどコミュニケーションらしいコミュニケーションはとれなくなる。鎮静は、当人を苦しみから解き放つメリットや第三者が死に手を貸さないメリットがある反面、当人の人格的生を終わりにしてしまうデメリットがある。これが倫理的に妥当かどうかは引き続き考えていかなければならない。

4 安楽死の倫理的問題点

安楽死の違いを整理できたであろうか。以下では、安楽死が孕む倫理的問題を考えていくことにしよう。もし安楽死が日本で認められたならば、我々の日常生活はどういう影響を受けるのか。そのことを意識しながら読み進めてほしい。

① 意思確認の難しさ、終末期判定の難しさ

安楽死では、積極的安楽死であれ、消極的安楽死であれ、そして医師介助自殺であれ、原則、本人の「そうしてほしい」という意思が必要だ。これを原則中の原則にしないと、ナチスのような慈悲殺を許す社会になってしまいかねない。「死にたい」という願望の履行は、自己決定の一つだから、もし自己決定権を最大限に尊重するならば、その決定は認められて然るべきである。

ところが、「死にたい」という衝動のまま命を断ってしまう自殺とは異なり、安楽死は医者の手を必ず借りることになる。その医者は命を救うことを生業とするのだから、どの医者だって、他人の命を終わらせることを好んで行いはしないだろう。トラブルや裁判に後々巻き込まれることを回避するためにも、本人が心の底から「死にたい」という意思を抱いていたということを、一連の手続きによって慎重に確認する作業は不可欠だ。

そのための一つの方法が、「リヴィング・ウィル（living will）」である。リヴィングとは「生きている間の」「生前の」という意味であり、ウィルは「意思」だ。「……のような状態になったら安楽死を私は望みます」という正式な意思宣言をしておくわけである。

安楽死に限られず、医療上の意思や希望を事前に表明しておくことは一般的に「事前指示（Advance Directives）」と呼ばれる。リヴィング・ウィルは事前指示の一つの方法である。事前指示には文書や口頭で自分の意思を直接述べておくほかにも、いざという時の意思決定を本人に代わって行ってもらう代理人を指定しておく方法もある。本人がどうしても意思決定できず、代理人が代理決定をするようなケースは、いわば究極のケースだといえるが、その場合、本人の意思をできるだけ推量し、本人に不利益がもたらされないようにしなければならない。通常、代理人は家族などの近親者が務めるのが原則だが、世の中は必ずしも仲の良い家族ばかりではないので、場合によっては、第三者の代理人を立てることも可能である。このような事前指示を巡る問題は、現在では「アドバンス・ケア・プランニング（Advance Care Planning）」という考え方の下で実践されつつある。アドバンス・ケア・プランニングとは、治療やケアの方針を、患者本人や家族だけではなく、医療の専門家も交えて事前に決めていくプロセスのことである。

ところで、安楽死容認国であるオランダは、日本とは比較にならないほど、ホーム・ドクター制度が普及・充実しており、このホーム・ドクターが患者の意思決定においても大きな役割を果たしている。ホーム・ドクターとは「かかりつけ医（家庭医）」のことだ。ある人がどういう病歴をもち、どういう人生観や死生観を抱いているかを、まるごと知っている医者がいるわけだ。そのため安楽死に関しても、「死にたい」という意思が、一過性の、衝動的なものではなく、恒常的なものであることをホーム・ドクターは家族以上に熟知しているという。安楽死に関していえば、衝動的な安楽死はあり得ない、というか認められないのであり、オランダに安楽死制度が根づいている背景には、このホーム・ドクター制によって患者本人の意思が担保されているからだといっても決して過言ではない。

いま、ホーム・ドクター制のような制度が仮に日本にできたとしよう。そして、その制度が十全に機能したとしよう。ところがそれでも、人間の意思はその時々の状況に応じて変わり得るものであるために、次のような困難が生じてしまう可能性がある。

例えば、「安楽死を希望する」とリヴィング・ウィルに記入していた人が、実際に死が現実味を帯びてきたとき、「死にたくない！」と主張するようなケースだ。もちろん、この反対のケースも考えられる。すなわち、日頃から「自分は安楽死を望まない。どんな形でも生きていたい」と主張していた人が、死期がヒタヒタと迫ってきた途端に「死にたい。楽にさせてくれ！」と懇願するようなケースだ。

このようなケースの場合、どちらの意思を優先すべきなのだろうか。そのルール作りは果たして可能だろうか。常識的に考えれば、感情に基づく一時的な意思表明よりも、理性に基づいて書かれた文書による意思表明の方が、その人の価値観を真に反映していると考えられる。それならば、と「いつ何時でも文書の意思を優先すべし」というルールを作り、どのような場合でもそのルールに厳格に従って医療関係者が行動するように決めれば、それですべて済むだろうか。倫理的問題の解決は、それほど甘くはない。その場で、まさにいま表明される感情がいくら一時的であっても、それを無視することはできないだろう。

ここから何が言えるかというと、人間の意思は弱いということだ。盤石な意思などどこにもない。その時々の環境や、その時々の身体状態、そしてその時々の他人の見解に影響を受けながら意思はその都度つくられる。概して人間は、健康な時は易々と「死にたい」「命は惜しくない」「明日死んでも構わない」などと大言壮語する生き物だ。そのような発言は、裏では、死が差し迫っていないからこそ可能な大見得でもある。病気になり、余命がはっきり見えたときにはむしろ「もっと生きたかった」「今なぜ死ななければならないのか」「少しでも長く生きられないだろうか」と願うのではないか。健康時の意思と病床での意思は異なる。その食い違いが倫理的難問を引き起こす。このことを、我々は理解しておくべきだ。

そして安楽死のもう一つの問題点として、終末期判定の難しさが挙げられる。「余命はあと○○ヶ月です」というような医学的判断は、どんな病気でも極めて難しい。医者は全知全能の神ではないし、占い師や予言者でもない。もともと死期を的中させることが仕事ではないのだから、当然と言えば当然だ。おそらく様々なエビデンスや臨床上の知識が集約されていて、予後の推測がある程度しやすい癌ですら、予測が外れることはしょっちゅうだ。日本では二〇〇六年に厚生労働省によって「終末期医療の決定プロセスに関するガイドライン」が定められたが、そのガイドラインには「終末期とは〇〇カ月のことである」のようなことは書かれていない。がん末期、慢性疾患の急性増悪、脳血管疾患の後遺症、老衰などによってどのような状態が終末期であるかも変わってくるからだ。

にもかかわらず、安楽死は、死期が迫っている時に限って容認されることが原則だとするならば、安楽死を完遂するためには、どうしても医者の「終末期である」という判断が不可欠になる。日本でもすでに、安楽死事件は過去に何度か起きており、その度に裁判で医師に責任があるか否かかが争われてきたが、裁判での判例では、「死期が迫っている」ことが要件として必ず示されてきた（名古屋安楽死事件での名古屋高裁判決の六要件（一九六二年）、東海大学附属病院安楽死事件での横浜地裁判決での四要件（一九九二年））。このことは、死期が迫っていない場合、安楽死は認められないということを意味する。

日本尊厳死協会が用意しているリヴィング・ウィル（「尊厳死の宣言書」）にも以上のことはきちんと反映されており、そこにはこのように書かれている。「私の傷病が、現在の医学では不治の状態であり、既に死期が迫っていると診断された場合には徒に死期を引き延ばすための延命措置は一切おことわりいたします」（傍点山本）。誰もが安楽死ができるわけではない。心身ともに健康な人が、恋愛や就職の失敗から人生に絶望し、安楽死を希望したとしても、それは受け入れられない話なのだ。

ところが、肝腎の「死期が迫っている」という判断が、実に難しい。カレン・クインラン事件を思い出してほしい。カレンの人工呼吸器が外された時、医者も家族も、ほどなくカレンは息を引き取ると予想していた。ところが、カレンは、その後、約一〇年間も生き続けた。カレンの病状は、今から振り返って考えてみれば、植物状態（遷延性意識障害）である。植物状態は、脳死の章のところでも触れたが、意識が回復することもあり得る。ということは、植物状態だからと言って、必ずしもそのことが終末期ということにはならない。

誰もが一度きりの人生を歩んでいる。その人生の歩みは、何かと比較できるものではない。病状がかなり進んだ人をそのまま放置しておいた場合の余命と積極的治療を受けた場合の余命は、比較できない。人生は二つ無いからだ。ある時点で、その人が本当に終末期であるかどうかは、言葉の厳密な意味においては、息を引き取った後に振り返ってみて初めて理解されることである。むしろ、その人が本当の終末期であることが予め判定できるならば、焦らずとも、苦しみや痛みだけ取り除いて、少し待てばいいだけの話だろう。

そして、この「終末期である」という判断の難しさが別の厄介な問題を引き起こしかねない。仮に「終末期でないと安楽死はできない」と定めてしまえば、ある程度、不必要な安楽死に歯止めをかける効果はあるだろうが、そのことで安楽死を本来望む人ができないという事態が起きるからだ。例えば、終末期でないが、何十年間も病苦に喘ぐ患者がいるとしよう。そのような患者は、日々生きているだけで耐え難い辛さを味わい続けなければならない。その苦しみから逃れるために安楽死を希望しても「終末期でない」ならば、当然、安楽死は認められないことになる。

安楽死は、本質的に、自分の人生を自分で閉じるという自己決定に関わる問題である。その決定に実は病期は関係ないのではないか。安楽死を終末期だけに限ってしまうと、かえってそのことで安楽死本来の本質を見損なうことにもなりかねない。第三者にはわからないほどの苦しみが持続していれば、それを理由に安楽死を認めてもいいと考えることは、十分根拠のあることだ。世の中には終末期ではないが重篤な病気がたくさんあるからだ。実際、オランダでは、一〇年以上の間、二四時間続くひどい耳鳴りに苦しむ患者の安楽死が認められた（盛永審一郎『終末期医療を考えるために』）。これは、死期の切迫性が安楽死の要件には入っていないオランダだからこそ可能となったケースである。

② 適用範囲拡大のおそれ

無条件で安楽死を容認する国や社会はどこにもない。安楽死が認められるには、必ず一定の要件が定められる。その要件をどのように設定するかについては、唯一の正解はない。それは時と場所、そして文化や人々の考え方、習慣などによって異なってくる。もちろん、安楽死を一切認めないという選択も大ありだ。

だから、安楽死の問題の核心は、数ある安楽死の中から、どの安楽死を、どういった要件のもとで認めるかといったことになる。その要件の設定は各国や各社会に任せ、各々で慎重に検討されていけばそれでよいのだが、要件のなかには、それを認めてしまうと、次から次へとなし崩し的に要件が緩和されていってしまい、歯止めがきかなくなってしまう類いのものがある。そのようになる危険性は、ボールが滑りのいい坂道を転がっていく様子に喩えて、「すべり坂論法(Slipperry Slope Argument)」と呼ばれている。

すべり坂論法の危険性がある問題は、世の中には山ほどある。安楽死に限られたことではない。政治が関与する社会的問題は、常にこの危険性にさらされているといっても間違いではないだろう。

例えば、二〇一五年の一〇月から運用が開始されたマイナンバー制度。この制度導入の目的は、内閣府や総務省によれば、①公平・公正な社会の実現、②国民の利便性の向上、③行政の効率化にあると説明され、主に社会保障、税、災害対策の分野で利用されることになっている。これまで、厚労省や税務署そして総務省などでバラバラに管理されていた情報を一括して管理できるのだから便利であることに間違いはない。これは素人でもよくわかる。しかし、便利であるがゆえに、利用目的が、法律の改正などによって少しずつなし崩し的に拡大されていく危険性が伴うことも確かだ。マイナンバーを学歴や職歴と関連させたらどうか、各種カードでの購買歴と関連させたらどうだろう、犯罪歴と関連させたら予防につながらないか、病歴と関連させてみたら便利でないか、といった具合に次々と情報が上乗せされていったらどうなるかを考えてみてほしい。そのような情報を企業は欲しがるに違いない。病歴と関連させた情報ならば、それこそ生命保険会社にとっては喉から手が出るほど欲しい情報となる。

このように、滑り坂論法の危険性は安楽死以外の分野でも起こりうるが、安楽死の議論では、よくこのすべり坂論法が安楽死批判の根拠として引き合いに出される。いったん安楽死を認めてしまうと、少しずつ要件が緩和されていき、気がついたらいつの間にかナチスが行ったのと同じような社会ができあがってしまうのではないか、という批判だ。

では、安楽死の場合、どのようなすべり坂が考えられるだろうか。一つの思考実験をしてみようと思うが、以下はあくまでも想像上のことなので、実際この通りになっていくとは限らない。あくまでも一つの可能性として述べるに過ぎない。

安楽死が最初に日本に導入されるときに、いきなり積極的安楽死が認められることはまずないだろう。最も考えられるのは、患者の権利の一つとして、終末期の患者が自ら望んだ場合のみ消極的安楽死を法律で認めるといった形での導入だろうから、そうなったと仮定してみよう。最初は抵抗があり批判した人たちも、いつの間にか消極的安楽死が日常化されていくと、先ほど述べたように「何も終末期に限定しなくてもいいのではないか」という本質的な議論が沸き起こる可能性がある。それを受けて要件が「終末期でなくても安楽死は可能」と緩和されたとしよう。すると、よく考えてみれば、死期も近くない患者の場合は、致死薬を投与するような積極的安楽死でないと確実に死ねないというもっともな主張が起こり、先ほどの緩和と併せて「積極的安楽死も可能」となる。と今度は、「認知症患者であっても初期の段階ならばまだ自己決定できるから安楽死を認めるべきだ」という意見が出され始め、「初期認知症患者の安楽死も可能」と変わる。そうこうしているうちに、「認知症の初期だけに限定するのはおかしい。認知症になる前に安楽死の希望を本人が明言してさえいれば、家族の同意のもとで、安楽死できるようにすべきだ」という声が次第に大きくなり、「家族の同意があれば安楽死は可能であり、認知症患者の病状の進度は問わない」という要件に変更されていく。しかしそうなると、「認知症患者の安楽死が認められるならば、精神疾患の患者でも同等に認められるべきではないか」という意見や「知的障碍者だって自己決定できる人はいるのだから認めてもいいはずだ」という意見が当然出されてくるだろう。

そういった要請を受けて「家族の同意があれば、精神疾患や知的障碍者の安楽死も認める」と要件は緩和されていく。しかしすべての人に家族がいるわけではない。ならば「家族がいない認知症患者や精神疾患患者、知的障碍者の権利はどうなるのか」という話が起こり、「必ずしも家族の同意は必要でなく、第三者の認可でもよい」と変更される。そしてこの第三者の判断を特定の公的機関が請け負うことになったらどうか。本来の自己決定の問題から離れて、別の公的な理由（例えば医療費削減など）から、安楽死を認可する事態が起きてはこないだろうか。ここまで来れば、慈悲によって障碍者を安楽死させたナチスと大して違わない情景が見えてくる。

もちろん、いま述べたような形で安楽死の問題がすべり坂を転がっていくとは限らない。仮に転がっていったとしても、注意深く制度を運用すれば、どこかで歯止めをかけることは可能だ。しかし人は、急激な変化に対しては敏感に反応するが、緩慢な変化に対しては鈍感である。さらに言えば、特に日本人は、法の改正に対して消極的であり、一度制定された法律については従順に守っていく傾向がある。また、社会全体でこうしたことを議論しながら決めていくことも苦手な国民だ。気がついたらいつの間にか、「死ぬ権利」が「死ぬ義務」にすり替わっている危険性は否定できない気がする。

安楽死に反対する人たちは、滑り坂論法による倫理の瓦解を防ぐためには、初めから安楽死そのものを認めないほうがいい、と主張する。安楽死そのものを認めないとすべきか、それとも安楽死の要件につねに注意深く関心を寄せ、慎重に運用することですべり坂を転がるのを防いでいくべきなのか、考えてみてほしい。

③「死ぬ権利」は果たしてあるのか

医学・医療の分野では、今日、被験者や患者の自己決定権が認められている。世界医師会で採択されたリスボン宣言（一九九五年修正版）にも「患者は自己決定権、すなわち、自分自身について自由に決定を下す権利を有する。医師は患者が下そうとする決定によりどんな結果がもたらされるかについて患者に情報を提供すべきである」とはっきり記され、医者の側も患者の権利に対して配慮しなければならないことが定められている。もちろん、「インフォームド・コンセント」も自己決定権抜きには語れない概念だ。

ただ、安楽死で問題になる自己決定権は、通常の自己決定権とは様相が異なる。なぜなら、それが「死ぬ権利」として語られるからだ。果たして、自己決定権ということから、死ぬ権利は本当に導出され得るのだろうか。

自分の身体に対する所有権を唱えたのは、J・ロック（1632-1704）であった。彼は、『統治二論』のなかで「大地と人間以下のすべての被造物はすべての人々の共有物であるが，しかしすべての人間は，自分自身の身体に対する所有権をもっている。これに対しては，本人以外のだれもどんな権利ももっていない」と主張した。自分が自分の身体に対して所有権を持つという考え方は、なんというか当たり前すぎて、それをわざわざ言明しなければならないことに、奇妙さを感ずるかもしれない。ここでは、自分の身体が「神の所有物である」という神学的視点と対比されていると言えば、腑に落ちるのではないだろうか。

常識的に考えて、所有権を持つということは、自分がその所有物を自由にできることを含意する。自由にそれを使ったり、改造してみたり、捨てたりすることができることであるから、「可処分権」とも呼ばれる。ロックは、当然ながら、自分の身体に対しても可処分権があると言う。「(自分以外の)他の人は，自分の身体に対する自由な権利はもたず，身体の自由な処分権は彼自身のうちにある」と。自分の身体への可処分権とは、具体化すれば、美容整形をしたり、刺青をしたり、あるいは侵襲的な医療行為(手術など)の決定をしたりする権利のことだ。そしてこの論理を突き詰めていけば、命そのものの可処分権である「死ぬ権利」という考え方が導かれてくる。

だが、ここは慎重に考えていかなければならない。というのは、「死ぬ権利」と一口に言っても、「自殺する権利」と「安楽死する権利」では意味が異なるからだ。

自殺する権利が本当に人間にあるのか否かは倫理学にとっては大問題である。それを題材にするためには、諸宗教からおそらくショーペンハウワーやニーチェに至るまで詳細に見ていかねばならないが、私にはそれだけの能力がないため、ここでは深入りはしない。ただ一つだけ確実に言えるのは、人が自殺する権利を持とうが、持たなかろうが、自殺願望（希死念慮）のある人は自殺できてしまう現実があるということだ。自殺願望のある人を前にして「君には自殺する権利はない」と真顔で説教したところで、その説教はおそらく当人には響かないだろう。自殺を阻止したいならば、権利云々を口にするよりも、当人の悩みや葛藤に耳を傾け、心理的カウンセリングやケアを行う方がよっぽど抑止につながるに違いない。

ところが、安楽死する権利の場合は、自殺の場合と同じようには進まない。なぜならば、何度も繰り返すように、安楽死は他者（医者）の手を借りて行われるからである。自分の死にたいという意思に正当な根拠や理由があることを他者が認めないと死ねない構図になっているわけだ。突発的な感情の爆発から「死なせろ！」と訴えてもそれは理由として受け入れられないだろう。安楽死は理性的な判断により認められる死である。ということは、権利と結びつけて語ることが善いか否かを、理性的に検討する余地があることも意味している。

そこでいま、安楽死を認めてもらいたいがために、患者が真顔で「私には安楽死する権利があります」と医者に訴えかけたらどうなるかを想像してみてほしい。医者はそれに応えなければならないのだろうか。日本の医師法には応召義務が定められている。「診療に従事する医師は、診察治療の求があった場合には、正当な事由がなければ、これを拒んではならない」（第一九条第一項）とあるため、原則、患者から診察や治療の要求があったなら、医者はそれに応えなければならない。もちろん、安楽死が診察や治療にあたるのかといった疑問は残るし、先の条文は「正当な事由」があれば拒むことはできると読解可能であるから、そのことを理由に拒否もできるだろう。

だが、それ以上にここで考えておかなければならないことは、患者が「安楽死する権利」を主張すると、それが必然的に医者の「死なせる義務」を引き起こすという問題である。権利と義務は表裏一体の関係にある。例えば、義務教育課程の年齢である子どもが教育を受ける権利を主張すれば、国には教育施設を整える義務が、保護者にはこどもに教育を受けさせる義務が生じてくる。だとしたら、安楽死の場合も、患者と医者との間で同様のことが言えるのではないか。

医者のなかには、良心的理由から安楽死への関与を拒否する人もいるだろう。医者には拒否する自由があるだろうか。このことも併せて考えなければならない。安楽死する権利ばかりが絶対視されてしまうと、医者が安楽死の要請を拒否した場合、患者の権利を侵害したことになってしまう。因みに、オランダでは、患者の安楽死要請に対し、医者は拒否することが可能である。これは、裏を返せば、安楽死は認められても、安楽死する権利が認められているわけではないことを意味する。

もう一つ、「安楽死する権利」をめぐる疑問として挙げられるのは、その権利が認められたとして、いったい患者が何を望むのかがわからない、ということがある。「権利」というのは、普通に考えれば、それ自体は目的にならない。もちろん、ある権利（例えば「知る権利」）を認めさせるために社会的な運動を起こす場合、その権利の獲得自体は目的となるが、それは別の話だろう。権利とは、何らかの目的を達成するために与えられる資格のことだ。あるいは、権利を行使することで何らかの目的をかなえるのだとも考えられる。例えば、教育を受ける権利は、教育を受けること自体が目的なのではなく、教育を受けて自己実現をする（なりたい職業に就くとか、教養を深めるとか）ことが目的だ。しかし、安楽死する権利は、死ぬこと自体が目的化している。死んで何かがしたいのであれば納得できるが、それこそ死んでしまったら何もできない。これは妙なことではないだろうか。ただ、このような発想を私がしてしまうのは、もしかしたら自分に宗教心が欠如しているからかもしれない。安楽死することを通して、その先の天国や極楽へ赴くことを目的とするならば、その主張にも根拠がある。

もう少し続けて考えてみよう。生は実に多様である。一〇〇人いれば一〇〇人の違った生がある。その多様性はおそらく、各人が自由に自分の生き方を能動的に選び取っていることから生まれてくる。一方、死については、死に方は多様かもしれないが、死そのものは多様でない。さらに、死ぬことは、「お迎えが来る」という言葉に象徴されるように、元来、自ら決められることでもない。言うなれば、絶対的な受動性のもとにあるものだ。絶対的な受動性のうちにあると言えば、誕生もそうだろう。誕生するかどうかは、自分では決定できない。そのような絶対的に受動的なものについては「権利」という概念は当てはめられないのではないか。当人が能動的に関与

●誕生　→→→→生の権利→→→→　●死
受動性　　　　能動性　　　　受動性

図表 5-2　生の権利と能動性

する余地がないからだ。「誕生する権利」（「産む権利」ではない）という言い方が妙なのと同じ意味で、「安楽死する権利」という言葉も妙なのである。「権利」が主張できるのは、能動的な行為が可能な限りにおいてであり、以上のことは「安楽死する権利」だけではなく「自殺する権利」に関しても同様に言える。

と、以上のような疑問を呈すると、耐え難い苦痛の除去という目的を実現するために死ぬという権利を行使するのではないか、という反論が予想される。だが、自殺は死ぬ権利が保証されなくても遂行可能である以上、自殺をわざわざ権利と結び付けて語ることには、やはり依然として違和感が残る。自殺が「自殺する権利」として公的に保障されなければならない理由がないからだ。

安楽死する権利の場合は、少し事情が異なるかもしれない。安楽死で考慮すべきなのは、自らの手で自殺できないような患者の場合だ。例えば筋萎縮性側索硬化症（ALS）の患者は、仮に自殺したいという意思があってもできないだろう。ならば、そのような患者には安楽死する権利を認めるべきなのだろうか。

もし身体的な苦痛の除去が目的ならば、実は、鎮痛剤でも、セデーションでも対応できる。しかし、精神的な苦痛、つまり、何もしたいことができないまま、ただただ生き続けなければならない苦痛については、私も正直なところ、どうするのが正解なのかわからない。その患者を取り巻く環境を変えることで、精神的な苦痛を緩和し、生きる意味を与え続けることができないかとも思うが、だからといって持続的にそれができるかと言えば難しいだろう。そのような過酷な生を享受し続ける患者に、無条件に「それでも人間は日々生き続けるべきなのだ」と言うだけの勇気や権限が私にはない。ただ、安楽死は、安楽死する権利を認めなくても、オランダのように制度化することは可能なのだから、そのような道も模索すべきだろう。

④　尊厳は果たして失われるものなのか

「尊厳死」という概念が誤解を招きやすい表現であることはすでに述べた。もう一度その理由を確認しておくと、主に二つあり、一つはどのような死が尊厳死に該当するのかが各国や各社会で異なり、使い方にズレがあること。二つめは、仮に消極的安楽死のことを尊厳死と定義してしまうと、それ以外の安楽死が必然的に「尊厳のない死」を含意してしまうことであった。

ということで、基本に戻ってまず考えてみよう。まず「尊厳死」は英語で何と表現されるのかというと、“death with dignity”である。ここで注意してほしいのは、尊厳死というと、「尊厳ある死」のように捉えてしまいがちだが、「尊厳」という言葉は「死」に直接かかっているのではない。“with dignity”とあるように、「尊厳を保ったまま、死を迎えること」であり、言い換えれば「死ぬまで、つまり、生きている間ずっと、尊厳が保たれていること」なのである。

このように語義から考えていくと、生きている間に尊厳が保たれなければならないという考え方は、特定の死に方（例えば、消極的安楽死）に即してのみ言うべき事柄ではないように思えてくる。最終的にどんな死を迎えようが、その死に方にかかわらず、すべての生について言えなければならないのではないか。つまり、積極的安楽死であれ、医師介助自殺であれ、間接的安楽死であれ、もちろん消極的安楽死であれ、別の死であれ、それらの死を迎えるまで尊厳は保たれていなければならないだろう。尊厳が保たれているというのは、人間が人間らしく生きる上で最も基本的なことだからだ。

ならば、「尊厳死」という言い方はスッパリやめたほうがいいのだろうか。私は、誤解や混乱が生ずるので、少なくとも安楽死が問題になる場面では使用しないほうがいいと考えるが、「尊厳死」を敢えて主張するのには、やはりそれなりの理由があるはずである。

では、その理由は、どういったことなのか。それは、おそらく、過度の延命治療が人間の尊厳を失わせており、そのような状態のまま生き長らえることが人間の生き方として耐えられないということではないか。「スパゲティ症候群」という言葉がある。食べ物を連想させるため、あまりよい命名ではないといつも思うのだが、寝たきりのまま身体全体にチューブやセンサーなどがたくさんつけられている状態を指す言葉だ。そのような状態で、それこそ意識も不明のまま生命をずっと維持させられていたら、多くの人がそこに人間の尊厳の欠如を読み取るに違いない。
だが、ここで問い直してみなければならないのは、人間の尊厳は本当に失われるものなのだろうかということだ。寝たきりになり、病状がかなり重篤であっても、あるいは、たとえ植物状態や脳死状態になろうとも、尊厳は決して失われないという考え方も十分に可能ではないか。尊厳は天から与えられるものと考える天賦説では、まさに天から尊厳を授かるのだから、人間の健康状態、疾病の深刻さは何ら問題にならない。生きている限り、天から与えられた尊厳はずっと保たれている。神が自らの似姿としての人間に尊厳を与えたのだとする神学的な考え方や、あるいは、尊厳を自然状態における権利（自然権）と関連させる発想も同様である。それらは、どんな状態の人間にも等しく尊厳が備わると説くのであり、ある状態のもとでは尊厳は保たれるが、別の状態になったら尊厳は失われるといった発想はしない。人間である限り、尊厳は失われないわけだ。

　要するに、尊厳をめぐって二つの立場が対立している。

一つは、尊厳とはある条件のもとで与えられる資格や能力のことだと考える立場であり、この考えに立脚すれば、一定の条件が欠如すれば尊厳は失われる。その資格や能力は、理性、人間らしさ、応答能力などによって根拠づけられるのが一般的だ。消極的安楽死の導入に賛成する人たちは、先ほど挙げたスパゲティ症候群のような状態では、理性的な判断はできないし、人間らしい生活も送れず、呼びかけても応答できない状態だから、もはや尊厳が保たれているとは言い難い、と考えるわけだ。この立場は、生命の神聖さ（Sanctity of Life）よりも、生命の質（Quality of Life）を重視する立場だとも言える。

対して、尊厳とは人間であることそのものに根を持つ概念であり、それはどんな状況やどんな状態になろうと失われない、と考えることもできる。障碍者の団体からは安楽死反対の声がよく聴かれ、例えば脳性麻痺者らの団体「全国青い芝の会」も、尊厳死（安楽死）法案は命の選別を前提にすると考えて、反対している。それは、一定の条件を充たしている限りで尊厳は保たれるとしてしまうと、当然ながら、その条件が欠如している人間には尊厳がないことになり、その延長線上に障碍者が位置づけられる可能性が否定できないからだろう。

もしスパゲティ症候群の患者が、もはや理性的判断ができないことを根拠に尊厳が喪失されたと結論できるならば、理性的判断ができない人間は他にもいるのではないか、というような探りが始まりかねない。そのような発想をするよりも、尊厳は人間である限り断じて失われることはない、とシンプルに定義したほうが論理はスッキリする。

ただ、残念ながら、それで何もかもが解決されるわけではない。「人間であること」ということ自体が、実は考え出すと結構難しいからだ。例えば、胎児に尊厳はあるだろうか。もっと遡って、人間の萌芽とされる受精卵はどうか。さらに言えば、精子や卵子にも尊厳はあるのか、と人間の誕生の過程のどこにまで尊厳を認めるのかが問われてくる。

そして、もっと問いを突き詰めてみると、「人間であること」は究極のところ何によって保証されるのだろうか。理性だとか、言語の使用だとか、二足歩行だとかは、それらの行使が不可能になることもあり、すべての人間に当てはまるものではないために、この場合は根拠にはならない。となると、人間であることを保証するものは、もっと不変的なもの、例えば特定のＤＮＡの配列・ゲノムなどに求められてくるだろう。しかし、ゲノムのような自然科学上の概念は、事実に関するものだ。対して、「尊厳がある」というのは価値・規範的な言明だ。電子顕微鏡をいくら覗いてもＤＮＡに「ソンゲン」の文字が書き込まれているわけではない以上、両者がどのようにつながっているのかという論理が別途必要になってきてしまうのである。でないと、なぜ特定の種（人間）だけが尊厳を有し、他の種にはそれがないのかを説明できないからだ。動物にだって尊厳はあるかもしれないではないか。

ルネサンス期の思想家、ピコ・デッラ・ミランドラ（1463-94）は『人間の尊厳について』の中で、神は人間に対して次のように呼び掛けた、と言う。「他のものども（人間以外の動物）の限定された本性は、われわれが予め定めたもろもろの法の範囲内に制限されている。おまえ（人間）は、いかなる束縛によっても制限されず、私がおまえをその手中に委ねたおまえの自由意志に従っておまえの本性を決定すべきである。……おまえは、下位のものどもである獣へと退化することもできるだろうし、また上位のものどもである神的なものへと、おまえの決心によっては生まれ変わることもできるだろう」（丸括弧は山本の補足）。要するに、人間は神によって自由意志を与えられた唯一の存在であり、その自由意志によって自分を高めることもできれば貶めることもできるのだとピコは考えた。そのように自由な自己決定ができる点に人間の尊厳を見たわけである。

尊厳の定義は容易ではない。尊厳が失われ得るものなのか、そうでないかについても議論が分かれるくらい複雑だ。だが、ピコの指摘するように、自由意志によって自分のことを自由に決定できるのが人間だけならば、我々はその特性をいまこそ活かして、これから日本で安楽死をめぐる議論が湧き起こる前に、尊厳について、ある程度共通の了解を得ておく必要がある。

以上、四つの問題点を見てきたが、安楽死の問題は、もちろん、以上だけに限られない。いくつか補足しておこう。

少子高齢化の傾向とともに医療費高騰が叫ばれて久しいが、このこととも関連してくる。以前、著名な某国会議員が、尊厳死（安楽死）の導入によって社会保障費が減らせるという趣旨の発言をして叩かれたことがあったが、国全体の財政費削減という観点からすれば、当然そのように考える者は今後も出てくるだろう。

ただ、いくら強調してもし過ぎることではないので改めて述べておくが、安楽死は、まずそれを願う本人の意思が第一である。その次に、その意思の実現を社会が認めて手助けしてあげるべきであるかが問われてくる。だから、たとえ結果的に財政削減につながったとしても、財政削減そのものが目的になるのは本末転倒だ。

目的とはゴールのことである。そして一度目的を設定すると、その実現を目指して社会全体は動いていくのだから、目的の設定にはかなり慎重にならなければならない。目的を的確に見定め、制度を限定的に運用していかないと、論理はいつの間にかすり替わり、それこそ滑り坂を下っていくことになる。

また、オランダでは精神疾患が理由での安楽死も認められているが、精神疾患の場合を身体的疾患の場合と同等に扱ってよいのかということについても慎重にならなければならない。というのは、例えばブラック企業に勤めている人が、上司からのパワハラやセクハラ、過酷なサービス残業等でうつ病になってしまい、「安楽死したい」と主張するようになったと仮定してみよう。本人は真摯に悩み、日々苦痛を感じ、死にたいと願っている。もしその望みが叶えられたならば、当人は苦痛から解放されるのだから、安楽死は有効な手法のように見えるだろう。

しかし、そのようなケースで安楽死が認められてしまうと、そのことによって、肝腎のブラック企業の実態が覆い隠されてしまわないだろうか。精神疾患の原因の多くは、環境にある。ならば、疾患を招いた環境、つまり、企業の労働環境を改善することにメスが入れられるべきであり、個人の安楽死によって問題を終結させるのは問違っている。社会の問題を個人の問題に収斂させてはならない。精神疾患の場合は特に、「死にたくなる」と感じさせる背景にメスを入れないと根本的な解決にはならないだろう。

精神的に参っている時には、何も精神疾患を患っていなくとも人は死にたくなるものだ。そのような弱った状況下で発言される「死にたい」という言葉は本当に死にたいのではなく、「助けてほしい」という意味で使われることが多い。「助けてほしい」とは、「生きたい」ということだ。だから、患者の「死にたい」という言葉にそのまま応えることが倫理的なのだとは言い切れない。その点は弁《わきま》えておくべきだ。

そして、この章を閉じるにあたり、もう一言だけ付け加えておきたい。安楽死を自ら決断し、自分の意思で人生を閉じる生き方は、語弊を恐れずに言えば、潔くて、どこか格好よく映る。武士を髣髴とさせるからだろうか。そしてこのような潔さは、政治と相性がいいことも確かだ。というのは、政治とは絶えず決断をくだすことに他ならず、そこにおいても潔さが求められるからだ。

しかし、生きるということは日々迷うことである。少なくとも「こうか、いやこうではないか、待てよ、こうとも捉えられるぞ」と考え続ける限り、結論は簡単に出せない。結論が出せないということは、安楽死について逡巡し続けることに他ならない。このような生き方は現代においては好まれないかもしれないが、倫理的には正しいことだと私は思っている。

すぐ結論に結び付くような思考は倫理的ではないし、すぐに結論を求める社会は健全ではない。

死の潔さが際立ち、死に急がされる社会が真っ当と言えるだろうか。倫理では結論はもちろん大事だが、それよりもそこに至るまでのプロセスの方が何倍も大切である。そして一息ついて視野を大きくしてみれば、生きている時間と死んでからの時間は、比較にならないほど後者の方が永い。死んでからはたっぷり時間がある。死ぬまでの、生きていられる時間はほんの僅かだ。だったら焦らなくてもいいのではないか。

偶然なのか、必然なのかわからないが、我々はせっかくこの世に生を享けた。その生と死は、本質的に、我々の制御を超えたものではないだろうか。梶井基次郎の言葉を借りれば「私を生かしそしていつか私を殺してしまうきまぐれな条件」（「冬の蝿」）に左右されながら我々は日々を生きているのであり、どんなに苦しい生であろうとも、どんなに不遇な生であろうとも、自ら進んで死に急ぐ必要はない、と私は思っている。

主要参考文献

ヒポクラテス「誓い」『古い医術について』小川政恭訳、岩波書店、一九六三年
トマス・モア『ユートピア』平井正穂訳、岩波書店、一九五七年
ベーコン『学問の進歩』服部栄次郎・多田英次訳、岩波書店、一九七四年
プラトン『ソクラテスの弁明・クリトン』久保勉訳、岩波書店、一九二七年

森鷗外『山椒大夫・高瀬舟』新潮社、一九六八年
香川千晶『死ぬ権利　カレン・クインラン事件と生命倫理の転回』勁草書房、二〇〇六年
小笠原信之『許されるのか？　安楽死』緑風出版、二〇〇三年
山縣章子「〈記者の目〉「老老介護」殺人事件」『毎日新聞』二〇一六年一二月一五日
尊厳死の法制化を認めない市民の会ＨＰ　http://mitomenai.org/
日本尊厳死協会ＨＰ　http://www.songenshi-kyokai.com/
リスボン宣言（日本医師会訳）http://www.med.or.jp/wma/lisbon.html
清水哲郎『医療現場に臨む哲学』勁草書房、一九九七年
清水哲郎『医療現場に臨む哲学Ⅱ　ことばに与る私たち』勁草書房、二〇〇〇年
厚生労働省「終末期医療の決定プロセスに関するガイドライン」二〇〇六年　http://www.mhlw.go.jp/shingi/2007/05/dl/s0521-11a.pdf
盛永審一郎『終末期医療を考えるために　検証　オランダの安楽死から』（ベイツ裕子編集協力）丸善出版、二〇一六年
ロック『統治論』宮川透訳（『ロック、ヒューム　世界の名著三二』中央公論社、一九八〇年）
医師法　http://www.houko.com/00/01/S23/201.HTM
ピコ・デッラ・ミランドラ『人間の尊厳について』大出哲ほか訳、国文社、一九八五年
梶井基次郎『檸檬・冬の日』岩波書店、一九五四年

第6章　自分の遺伝子を残すことになぜこだわるのか

ＡＲＴ、代理懐胎・出産、出生前診断、優生思想

1　少子化と不妊

自然に死ぬのが難しい時代になった。これまでの章を読んで、そんな感慨を抱いた人も多いことだろう。だが、それは死だけではない。自然に生まれてくるのも難しい時代になったのである。太古と呼ばれる時代に、人間はいつしか道具を使用する動物になった。そして、自分たちの住みやすいよう環境を変えることに必死になってきた。そのような環境の改変は一般的に「文明」と呼ばれる。だから、人間が生きるところには文明がある。

しかし、文明はプラスの面ばかりではない。改変は多少なりとも自然破壊を伴うからだ。文明に嫌気を覚える人間は、おそらくどの時代にもいただろう。自然破壊に疑いを持つ人間、文明がみせる人工的な環境にどこか違和感を覚える人間にとっては、自然のままでいることが最も魅力的に映ったに違いない。確かに、人間も自然の一部であることを思えば、生老病死のすべてにおいて自然のままでいることが最も善いことのように思われる。「自然に死ぬ」「自然に生まれ

る」という言葉は、自然の摂理に従った、一つの理想的な生き方のように聴こえるからだ。

　では、医療における自然とは何であるのか。いくつか例を採りながら考えてみよう。

「自然死」は、前章で確認したように、延命措置などに頼らずに死ぬことである。「自然妊娠」は不妊治療を行わずに妊娠することであり、「自然分娩／出産」は帝王切開せずに経膣分娩することだ。と、ここまで考えてくると何となく見えてくるだろうが、医療における自然とは医療をしないことである。逆な見方をすれば、医療は初めから自然でないことをすることと捉えられている。

　医療が人為的なことであるのは間違いない。手術であれ、投薬であれ、それらは人為的なものだ。もって生まれた人体を、手術は外部から、薬は内部から人為的に変える。風邪をひいたならばひいたなりに、癌になったならばなったなりにしておくことが、本来の意味での自然なのだろうが、多くの病が治療できる現代で、いわば無為自然のままでいられる人間はほとんどいないだろう。

　要するに、医療がたとえ自然的でない行為であるにせよ、医療とまったく切り離された状態だけを自然と捉えるのは、少し極端すぎる。生まれてから死ぬまで、医療にまったく無縁でいられる人は、現代の日本では皆無だろうからだ。自然死を願望する人は、胃ろうをつけたり、人工呼吸器に頼ることは拒絶するだろうが、それでも病院という人為的な医療空間の中で、たいていの人は死んでいく。出産についても、産婦人科の医院を選ばずに、日常生活を営む家で産婆に付き添われながら出産する人はもはや少数派であるし、赤ん坊はその時々に適切な医療（予防接種など）を受けて成長していく。

現代を生きる我々は、まったき自然のままではもはや生きられない。この認識を原点にしたいと思う。だから、医療とうまく付き合うためには、自然の意味をもう少し緩やかに解釈し、人為的なもののなかでの自然に価値を見出すことが肝要ではないだろうか。

ところで、少子化である。

少子化が起きていることは疑いようもない事実だが、それが本当に解決すべき問題だと言えるかどうかは、意外と難しい。経済成長ばかりに着目すると、人口減少は働き手の減少や国力の低下に直結するわけだから、「産めよ、増やせよ」がどうしても正解になる。しかし、地球温暖化などの環境問題が突きつけたことは、地球や資源が有限であるということだった。全体の量が限られているのに、人口増ばかりにこだわれば、結果は火を見るより明らかだ。有限な環境の中で持続的な社会を作り上げていくためには、ある程度の人口減はむしろ歓迎すべきことだといえる。「地球にやさしい」「環境にやさしい」という曖昧模糊な表現は、私はあまり好きではないが、地球や環境にとっては自分たちを都合のよいように変えたり汚したりする人間の数が少ないほど、地球が長持ちすることは間違いない。つまり、ある社会問題に即してみれば少子化は憂慮すべき事態だが、別の社会問題に照らせば少子化はむしろ歓迎すべき事態になる。

経済成長と環境問題のどちらも大切だが、両者がなかなか折り合えないのは、時間に対する感覚が異なるからだろうか。経済成長はどうしても短期的な結果を求めやすい。それに対して、環境問題では中長期的視座が必要になる。どちらをより深刻と捉えるかは人により異なるが、突き詰めれば、各人の時間意識の違いに行き着く気がする。経済成長を喫緊の課題と考える人は、往々にして、短期的な視座に立つ現実主義の姿勢をとる。環境問題を人類の課題と捉える人は、経済には禁欲を装い、長期的な視座に立って子や孫の世代のことを語りたがる。彼らはたいてい現在よりも将来を気にかける理想主義者である。

そのような違いはあるが、いま、経済成長のためであれ、他の理由であれ、少子化はよくないことで、解決しなければならないという認識が共有されたと仮定しよう。それでも少子化の解決が難しいのは、出生数の増加が労働人口の増加につながるにはかなりの時間がかかるからだ。赤ん坊が生産年齢（一五～六四歳）に達するためには少なくとも一五年の時間がかかる。ということは、人口増により経済を活性化させる案は、難民などの受け入れをするならばともかく、即効性がない。さらに難しいことに、出生数を意図的に増やすことは、どんな為政者の命令であっても思うようにはいかない。国の繁栄や少子化阻止のために出産をするカップルが今の時代にどれだけいるだろうか。出産後の行政サービスが充実していればこどもを産むという発想は、どこかズレている気がする。

少子化は政策でどうにかなる問題では決してないと私は思う。つまり、政治の問題ではない。この点はいくら強調してもし過ぎることではない。少子化は、もっと根の深い倫理や価値観の問題である。「こどもはいらない」「欲しくない」あるいは「こどもは一人でいい」と考えるカップルや「結婚に価値は見いだせない」「男女交際そのものが面倒くさい」と感じる若者が増えたことを政治の力で変えようとしても、限界がある。一時的に効果のあがる政策はあるだろうが、それは小手先の対策に過ぎない。現代日本人の生き方や考え方を奥の奥から根こそぎ変えなければ、少子化は食い止められない。

どうもこの点をはき違えている人が多くはないか。特に政治家にその傾向が強いように思う。政治の役割は、少子化を多子化へと誘導することによって現行のシステムを維持させることではない。逆ではないか。現実に進行している少子化は、価値や倫理の変容の現れなのだとまずしっかり受けとめる。そして、その流れに逆らわず、少子化になっても機能する社会システムを再構築すべきなのではないか。政治でできることはそこまでだろう。少子化そのものを食い止めたいならば、日本人の価値観全体をもっと根底から変えていかなければならない。

少子化を不妊と結びつけて語ることにも、我々はもっと慎重でいなければならない。特に不妊治療への助成により、あたかも少子化が食い止められるような言動はあまりにも短絡的だ。だが、現代は生殖医療の格段の進歩によって、かつてはこどもを諦めた人でも念願がかなうようになったことは確かだ。だから、不妊の問題は不妊の問題として考えて、対策を打つべきだ。そこに「少子化対策のため」という目的を滑り込ませると途端話がややこしくなる。以上を踏まえながら、生殖医療のあり方について考えていこう。

2　少子化の現状とその原因をもう一度見直す

これまで述べたことをデータに基づいて確かめておくことにしよう。

少子化を裏付けるデータとして必ず引き合いに出されるのが合計特殊出生率である。これは、厚生労働省の定義によると、「一五〜四九歳までの女性の年齢別出生率を合計したもの」であり「一人の女性がその年齢別出生率で一生の間に生むとしたときの子どもの数」に相当する。試しに合計特殊出生率を第二次ベビーブーム（一九七一〜七四年）直前にあたる一九七〇年と二〇一〇年で比較してみると、二・一三から一・三九と、マイナス〇・七四ポイント減少している。年によって多少のブレはあるが、七〇年代から現在に至るまで、この数値はほぼ右肩下がりであるため、日本は約半世紀近く、少子化傾向にある。

ところが、いまの出生率とよく似ているが、もう一つ別に、合計結婚出生率という指標がある。

これは「観察対象となる年次における夫婦の子どもの生み方を表す指標」であり、「一夫婦がその全出生過程を通して当該の結婚持続期間別出生率に従って子どもを生んだ場合に実現される完結出生児数」を示している。つまり、合計特殊出生率は、独身であるか、結婚しているかに関係なく、一人の女性が一生涯に生むこどもの数であるのに対して、合計結婚出生率は、夫婦が一生涯にもうけるこどもの数であるから、こちらは、言わば、結婚した女性だけを対象にして計算されたものだ。

この表で見比べてみると、合計結婚出生率は一九七〇年と二〇一〇年の比較で、二・三五から一・九六へと推移しているので、確かに減少はしているが、マイナス〇・三九にとどまっているため、合計特殊出生率に比べると減り幅は少ない。むしろ一・九六ということは、結婚した女性に限って言えば、現代でもだいたい平均して二人のこどもを生んでいるという計算になるだろう。

ちなみに一組の夫婦から二人のこどもが生まれるならば、理論的に考えて、日本の人口は現状を維持できるように感じられるが、実際はそうではない。不幸にも若くして死んでしまう人がいるからだ。人口が増えも減りもしない水準のことを「人工置換水準」と言い、日本は二・〇七になっている。つまり、平均して夫婦が二人より少し多くこどもを生まないと現状の人口は維持できない。

図表 6-1　出生率の比較

	1970 年	2010 年
合計特殊出生率	2.13	1.39
合計結婚出生率	2.35	1.96

若くして死亡する原因は、周産期での死亡や紛争・戦争などの社会情勢、交通事故など様々であり、それらには国の特性が反映されるので、人工置換水準は国ごとに異なる。周産期とは、WHOの定義によると、妊娠二二週目から出生後七日未満のことだが、この期間での胎児・こどもの死亡率が日本は他の先進国と比べても突出して低く、二〇一〇年で一〇〇〇人あたり二・九である。他国では、アメリカが六・八（二〇〇三）、フランスは一三・五（二〇〇九）、ドイツは五・五（二〇〇七）、イギリスは八・五（二〇〇三）となっており、このことから日本の母子保健の充実ぶりが見て取れる。

ただ、死亡率が低いのは喜ばしいことだが、その低さが、「一度妊娠してしまえば、こどもが生まれてくるのは当然」「妊娠や出産は安全」という認識を助長してしまっていることは否めないだろう。そのため、まれに胎児や妊婦の死亡事故が起こると、それがすぐに医療ミスと捉えられ、そのまま執刀医の逮捕や訴訟にまで発展してしまうことがある。二〇〇四年に起きた福島県立大野病院の医師逮捕事件などはその象徴であり、このような事件が続くと、結果として産科医になりたいと思う若手の医者が減ってしまうことにつながってしまう。

もともと妊娠や出産は危険な行為である。胎児だけでなく、少し前までは妊婦自身も産褥熱などで死亡することがかなり高かった。この認識がまず必要だ。医者が意図的なミスをしてはいけないのはその通りだが、だからといって、すべてのミスが避けられるわけではない。医者もまた人間であることを忘れてはいけない。欧米には「過つのは人の常（To err is human）」という諺があるが、うっかり間違いは誰にでもある。だから、たとえ医者個人がミスをしかかっても、それを食い止めるだけの制度設計をすべきなのだ。

さて、少子化は確かに起きているが、その原因を一言で述べるのは非常に困難だ。いくつもの要因が複雑に絡んで起きているとしか言いようがない。根底には、日本社会の倫理の変容があり、その変容はゆっくりと時間をかけて起きてきたものだ。だから今後、少子化を多子化へと戻すことは可能かもしれないが、約半世紀の間に生じた少子化は、同じくらいの時間をかけないと、おそらく元には戻らないのではないか。

原因のいくつかを考えてみよう。例えば、よくあげられるのは未婚化である。しかし、「未婚」と表現すると、何か結婚が目的であって「ま
だその目的を達成していない」印象を与えるが、皆がみな結婚をしたがっているわけではない。それに、未婚でもこどもを生むことは十分できるので、未婚率の上昇がそのまま少子化をもたらしたと結論づけるのは早計だ。むしろ未婚でこどもを持つことに対する否定的な眼差しといった、日本ならではの世間体の問題、あるいは、母子ないし父子家庭への支援体制の不十分さの方が真なる原因なのではないか。こどもは価値ある存在なのだから、こどもの福祉を第一に考えるならば、一人親世帯への支援体制や権利保障に関しても、結婚したカップルと同等にしていくべきだろう。

少子化の原因として晩婚化は考えられないだろうか。確かに晩婚化は進んでいる。試しに、一九七〇年と二〇一〇年の平均初婚年齢を比べてみると図表六―二の通りだ。

図表 6-2 平均初婚年齢

	1970 年	2010 年
男　性	26.9 歳	30.5 歳
女　性	24.2 歳	28.8 歳

人生のどの時期で結婚しようが本人の自由であり勝手である。こどもを生むか否かも他人から強要される事柄ではなく、基本的に、結婚した二人の生き方の問題である。だが、ひとたび少子化という観点から見直すと、晩婚化は問題ありと見做される。なぜかというと、こどもが欲しいと夫婦が願っても年齢を経るごとに妊娠・出産がしにくくなり、結果として望みが叶えられないことが多いからだ。近年、テレビ番組が特集を組んで話題になった「卵子の老化」もここに絡んでくる。

例えば、平均的なカップルを想定して、三一歳の男性が二九歳の女性と結婚したとしよう。すぐにこどもをつくると、二人だけの時間がなくなる。だから数年は二人だけの時間を過ごそうと考え、そうこうしていると、女性の場合、すぐに高齢出産が目の前に迫ってしまうことになる。

「高齢」という言葉は「高齢者」を想起させるので、若い人にとってはまだまだ自分には縁遠いことのように思うかもしれないが、初産が三五歳以上の場合が高齢出産と呼ばれる。一九九一

図表 6-3　母親が 35 歳以上での出産総数

年	1985	2000	2010
出生数	101,970	141,659	255,502

図表 6-4　母親が 45 歳以上での出産総数

	1925	1985	2000	2010
45 歳以上での出生数	18,032	245	402	792
50 歳以上での出生数	3,648	1	6	19

（『卵子老化の真実』より）

年まではもっと低く、三〇歳以上であった。

高齢出産は、実際に、晩婚化が進むにつれて増えている。厚生労働省の人口動態統計によると、二〇一〇年の出生総数一〇七万一三〇四人に対して、母親が三五歳以上での出生数は二五万五五〇二人であり、なんと全体の約四分の一にあたる。その中で初産での出生数は八万七一九四人で約八パーセントとなり、いまや第一子を生むのが三〇台半ば以降でも珍しくなくなった。

図表六－三は母親が三五歳以上での出生数であるが、一九八〇年代半から見ると確実に増加していることがわかる。ただでさえ一世代の出生総数は減少傾向にある中での増加であるから、割合としてみたらかなりの割合だ。

ところが、図表六－三だけ見ていては解らないが、とても不思議なデータがある。河合蘭『卵子老化の真実』（文藝春秋）によると、一九二五（大正一四）年の母親の年齢別の出生数を調べてみたところ、当時、四五歳以上の母親から生まれたこどもの数は、なんと一万八〇三七人もおり、さらに五〇歳以上でも三六四八人もいたというのだ。図表六－四は、四〇歳以上と五〇歳以上の女性が生んだこどもの数を比較したものである。

要するに、半世紀くらいのスパンで考えれば高齢出産の数は増えているが、そのスパンを倍にして一世紀ほど前と比べてみると、むしろ減っていることになる。河合蘭は、「『二〇代の母親』像は高度経済成長期につくられた」と述べ、一九二五年から一九六〇年に至るまでは、現代よりも高齢出産の割合が多かったことを統計で示している。一〇〇年前の女性と比べると現代の女性の妊孕性《にんようせい》は明らかに低下しているようだ。

これはどうしてなのだろうか。戦前の世代は、今とは比較にならないほど兄弟が多かったことをふと思い出した人もいるだろう。思い返してみると、私の父は一九三二年生まれで、一二人兄弟の末っ子であった。一二人兄弟の中には双子もいるので祖母は計一一回出産したことになる。改めてその事実に驚かされるが、このように生涯に何人もこどもを生み続けると、女性はさぞかし大変だろうが、四〇歳や五〇歳過ぎてもこどもを生める状態であり続けるのかもしれない。私の父の世代は感染症による夭折も多く、一二人兄弟といっても全員が揃ったことは一度もなかったと話していたのを思い出す。

さて、晩婚であれ、こどもが欲しいと望んで、その願いが叶ったカップルは一先ずよしとしよう。

問題は、望んでいるのにもかかわらず、なかなかこどもができない場合、どうするかである。生殖医療技術に頼るかどうかの決断も、一度始めた不妊治療を諦めるかどうかの決断も、どちらの決断もとても難しい。自分の配偶子がダメならば第三者の配偶子を、そして第三者の子宮を、と欲望は限りなく拡大していくだろう。社会はその欲望の拡大をどこまで認めるべきなのか、次節以降で考えてみることにしよう。

3　不妊と生殖補助医療技術（ART）

すべての夫婦にこどもがいるわけではない。が、人生において、この極めて単純な事実に気付かされるのは案外遅い気がする。というのは、一人のこどもが成長していく過程を考えた時、幼稚園や保育園、小・中・高等学校、そして大学生活のなかで出会う大人というのは、教師を別にすれば、友人の親がほとんどだろう。ところが、彼・彼女らは、友人の親である以上、こどもには恵まれた人たちだからだ。自らが社会で働き始めたとき、改めてこどもがいない同僚や上司などに出会い、そういう生き方をする人が一定数いることに気づかされる。こどもがいない夫婦は、大人になってから再度学校教育に関わる機会は少ないだろうから、生徒や学生が彼・彼女らに出会う機会は意外と限られているように思う。

不妊がそもそも病気なのかどうかという本質的な議論もある。これは真剣に考えておくべき問題だ。どんな生物でも、子孫を残すことがかなわない個体は必ずいる。植物の種を蒔いても一〇〇パーセント発芽するわけではない。むしろそのようにして生物は種全体の数を調整しているのかもしれない。ならば、「なぜ自分はこどもに恵まれないのか」「子孫を残すことがかなわない個体がなぜ自分なのか」という問いは実存的には十分に意味を持つが、全体から見ればそういう個体が生じるのは生物の必然であり、それ以上の意味はない。ましてや、こどもに恵まれないことに対して、本人は何ら責任はない。

不妊の理由を突き詰めても、「たまたまそうなった」とか、あるいは「神の御業」としか言えないのではないか。誤解されると困るので付け加えておくと、不妊の原因には医学的理由がはっきりあるではないか、と反論する人がいるかもしれない。例えば女性で言えば排卵障害や子宮筋腫だとか、男性ならば無精子症といった理由である。もちろんそうなのだが、その排卵障害が原因で不妊が結果的に起きていることは言えても、その排卵障害がなぜ他の人ではなくこの自分に起きたのかの理由は説明できないだろう。排卵障害の原因をさらに細かく分析していき、ホルモン分泌異常だとか、ストレスだとか、過剰なダイエットだとかに原因を求めたとしても、それらがすべて正常ならば障害が起きなかったかどうかはわからないし、逆に、いくらストレスを抱えてホルモンバランスを崩しても、妊娠する人はするからだ。

もし不妊が病気ならば、基本的に治療する必要性が出てくる。ところが、不妊は個体として生存し続けることを脅かすものではないため、治療が必要ないと言えば必要ない。むしろ、なぜ不妊治療を望むかと言えば、こどもを生み育てることに社会的意義を見出すからだろう。となると、それは医学的な理由というよりも、社会的な理由である。特に人間ならではの理由である。動物の中にも子孫を残さない個体は一定数いるが、その動物が不妊で悩む話は聞いたことがない。去勢手術された猫がそれを恨み、煩悶する姿も見たことはない。人間だけが、不妊に悩むのだ。それは、おそらく、「結婚したらこどもを持つのは当たり前」といった社会的規範に縛られていたり、「自分の遺伝子を残したい」といった自己願望に囚われるからだろう。

現在、不妊の夫婦は十組に一組と言われている。かなりの率だ。では、不妊はどのように定義されるのだろうか。日本産科婦人科学会によると「生殖年齢の男女が妊娠を希望し、ある一定期間、避妊することなく通常の性交を継続的に行っているにもかかわらず、妊娠の成立をみない場合を不妊という。その一定期間については一年というのが一般的である。なお、妊娠のために医学的介入が必要な場合は期間を問わない」となっている。ここで一定期間が一年とされているが、これは二〇一五年に世界的基準に合わせて定義変更されたもので、変更される前までは二年間であった。通常の夫婦生活があると、一年間で約八〇パーセントの夫婦にこどもができ、二年間では約九〇パーセントの夫婦にこどもができると言われている。それでも妊娠しない場合が「不妊」

となる。

さて、不妊だとわかったとき、どうするか。いくつか選択肢を挙げながら考えていこう。

一つ目は、夫婦二人で生活していくという選択肢がある。バブル経済華やかなりし頃、というのはちょうど私が大学の学部生の頃であるが、ＤＩＮＫＳという生き方が憧れとされた。ＤＩＮＫＳとは、Double Income No Kids の頭文字をとった略語であり、要は、「夫婦共働きで、こどもなし」の意味である。

ちょうどバブル前夜に男女雇用機会均等法ができて、女性も男性と同じようにバリバリ社会で働くことが魅力とされた時代、肩パッド入りのジャケットを着て、太い眉でワンレングスの髪型をした女性が、まるで自信が服を着て歩いているかのように街を闊歩していた。景気がよいので収入もよく、それを満喫するためには夫婦が共にめいっぱい働いて、さらにこどもも作らなければ、手元のお金はすべて自分たちのために使える。それが理想とされたのである。

現代では、たとえＤＩＮＫＳであってもバブル期ほどの贅沢な生き方は望めないだろう。しかし、人生は自己実現のためにあると考えれば、夫婦だけで生活するのは、実は賢明な生き方だとも思える。有名な哲学者には生涯独身の人も多いし、結婚してもこどもをつくらない人が多い。サルトルとボーヴォワールのように、こどもをつくらないだけでなく、結婚という形式にさえとらわれず、自由闊達な生き方をする哲学者カップルもいる。

二つ目の選択肢として考えられるのは、養子縁組をするという方法だ。日本のイエ社会は伝統的にこの制度をうまく取り入れることで続いてきた。現在、この養子縁組は二種類ある。一つは、(普通)養子縁組であり、これは一般的な養子縁組のことだ。養親(養父母)は一人(未婚)でも構わず、養親と養子との双方が同意すれば、契約は成立する。もちろん、何らかの事情で養子縁組を続けていくのが困難になれば、双方の同意のもとに縁組を解消することも可能だ。この方法を利用した場合、戸籍には「養子・養女」と記載される。

もう一つ、一九八七年の民法改正により実現したのが特別養子縁組である。これはあくまでもこどもの福祉が目的であり、それを達成し、貫くためにいろいろな条件が課されている。例えば、養親になれるのは、原則として二五歳以上の夫婦に限られ、養子も原則六歳未満でなければならない(両者とも例外はある)。縁組する前には、養親と養子が実際に六か月以上一緒に暮らしてみて(試験養育期間)、最終的に家庭裁判所が「問題ない」と審判を下さなければならない。そして最も特徴的なのは、一度養子縁組されたならば、縁組を解消することが不可能だという点である。だが、以上をクリアして縁組されれば、法律上実親との関係は切れ、養親の戸籍には「長男」「長女」と記載されることになっている。この特別養子縁組の成立件数は、裁判所の司法統計によると、二〇〇五年から二〇一二年までは年間三〇〇から四〇〇件程度で推移してきたが、二〇一三年には四〇〇件を超え、二〇一四年には五〇〇件を超えている。

この特別養子縁組は、少し時代を遡るが、一九七三年に起きた菊田昇医師による「赤ちゃんあっせん事件」が契機となって生まれた制度だと言われている。とても有名な事件なので、どういう事件だったのか、簡単に振り返っておくことにしよう。

菊田昇（1926-1991）は、宮城県石巻市の出身で、東北大学医学部を卒業した後、秋田市立病院に勤務し、一九五八年、故郷の石巻で菊田産婦人科医院を開業する。個人医院を開業してみて初めて分かったのは、来院する患者の要望が大学病院とは明らかに異なり、人工妊娠中絶に集中していることだった。それが菊田の悩みの種となる。一九七〇年当時、中絶は妊娠八ヶ月未満まで可能であり、件数は年間七五万件を超え、闇で行われるものも含めると、一〇〇万件を超えると言われていた。妊娠七ヶ月を超えた胎児は母体外でも生存可能であり、時には母体から外に出されて自力呼吸を始め、産声をあげる赤ちゃんもいたという。

一九七三年、菊田は覚悟をもって、地元の新聞紙二紙に新聞広告を掲載する。

「急告　生まれたばかりの男の赤ちゃんをわが子として育てる方求む」

この奇妙な新聞広告が契機となり、菊田は全国的に知れ渡っていく。それは菊田医院の抱える問題を世に広く問いたいと願う菊田の願うところであった。

菊田は、新聞紙のインタビューに応じて、一九五九年から七三年までの間、実は、一〇〇人を越える赤ちゃんを斡旋していた、と打ち明けた。つまり、中絶を希望する妊婦を説得して赤ん坊を生んでもらい、その子を不妊で悩む夫婦に斡旋していたのである。また、実母の戸籍にこどもの記載が残らないように配慮し、ニセの出生証明書も書いていた。もちろん違法行為である。だが、菊田は「法律よりも人命の方が尊い」と堂々と主張し、赤ちゃんの命を救うためにはそれしかなかったと訴えた。さらに、出生の事実が女性の戸籍だけに残り、男性の戸籍には記載されないことの不平等さにも触れ、生まれた赤ちゃんを実子として斡旋することを認める実子特例法の制定を求めた。

一九七一～七四年は第二次ベビー・ブームにあたる。一九七三年の出生数は二〇九万一九八三人となりピークに達していた。一方で、生んだ赤ちゃんをコインロッカーへ遺棄する事件が多発し、「コインロッカー・ベビー」という言葉が流行した。一九七三年だけで四三件も起きている。そのような時代の中で、菊田の訴えは世間では概ね好意的に受けとめられ、作家の遠藤周作や佐藤愛子も支持を表明した。

ところが、結果を言えば、菊田は様々な処分を受けることになる。一九七五年三月には日本母性保護医協会から、九月には日本産科婦人科学会宮城県地方部会から除名される。さらに、一九七七年八月、愛知県産婦人科医会から菊田は公正証書原本不実記載の疑いで仙台地検に告発され、翌年三月に仙台地検が略式起訴、仙台簡裁は菊田に罰金二〇万円の略式命令を出した。一九七九年六月には、当時の厚生省が医道審議会に諮り、六ヶ月間の医業停止の行政処分も課されることになる。これは医師免許剥奪に次ぐ重い処分であり、これにより菊田は医院の従業員を解雇しなければならなくなった。菊田は処分撤回を求めて裁判で争うが、最終的には一九八八年、最高裁で敗訴が確定している。

ただ、菊田の願いは法改正として実現した。それが、一九八七年の民法改正により実現した特別養子縁組である。菊田は、晩年、キリスト教の洗礼を受けている。受精の瞬間から人間の生は始まるとするキリスト教の考えに救いを求めたのだろう。そして死の直前の一九九一年、第二回国際生命尊重会議が開かれた際に、「世界生命賞」をマザー・テレサに次ぐ二番目として受賞した。

よく言われることだが、中絶される胎児には何の罪もない。こどもは親を能動的に選ぶことはできないからだ。人間は、生の始まりにおいてはなされるがままの、受動的な存在だ。親の側にももちろん諸事情はあるだろうが、生んでも育てられないという理由で中絶されたり、殺害されたりするくらいならば、その子は他の人に育ててもらう方が幸せだという菊田の理念は、二〇〇七年に熊本県の慈恵病院が設置した「こうのとりのゆりかご（俗称「赤ちゃんポスト」）」の理念にもつながっているといえるだろう。子育てができない親が増える現代、この問題はますます深刻さを帯びている。

話を本筋に戻そう。夫婦が不妊に直面した時の第三の選択肢は、生殖補助医療技術（ART：Assisted Reproductive Technology）に頼ることである。一口に生殖補助医療技術と言っても様々な方法があるが、詳細は専門書に譲り、ここでは代表的な方法について述べることにする。

不妊治療を始めると、最初は夫婦ともども検査を受けたり、排卵日に合わせて性交するタイミング法の指導を受けたりするが、それでも妊娠しない場合にまず勧められるのが人工授精である。少し細かいことだが、漢字について述べておくと、人工授精の「授」の字と体外受精の「受」の字は異なるので気を付けてほしい。

人工授精（AI：Artificial Insemination）は、簡単に言えば、夫の精子を採精し、それを女性の生殖器の中に人工的に注入することである。Inseminationには「種を蒔く」という意味があり、「授精」は「精子を与える、さずける」という意味である。この人工授精は、発想としてはとても単純なので、歴史もかなり古い。初めて成功したのはなんと一七七六年と伝えられ、イギリスのジョン・ハンターという医師が成功させた。一八世紀末、日本でいえば江戸時代中期には、すでに実施されていた技術だ。

日本での初成功は一九四八年、安藤画一（1885-1968）が慶應義塾大学病院で行ったケースである。その際、夫以外の精子が用いられている。人工授精は、精子を人工的に注入するわけだが、その精子が夫のものであるか、第三者のものであるかで二つに分類できる。夫（husband）による人工授精（AI）は、配偶者間人工授精（AIH：Artificial Insemination by Husband）と呼ばれ、第三者（donor）の精子を使う場合は、非配偶者間人工授精（AID: Artificial Insemination by Donor）と呼ばれている。ＡＩＤは、日本ではすでに六五年以上の歴史を持っており、二万人以上のこどもがこの方法で誕生してきた。

日本で最初のＡＩＤを成功させた安藤画一は、精子のドナーと精子の提供を受けた夫婦は互いに誰だか知らないほうがよく、生まれたこどもにもＡＩＤのことは告げないほうがいいと考え、依頼した夫婦にもそのように指導していた。だが、人工授精で生まれたこどもたちが大人になり、近年、自分の遺伝的ルーツを知りたいと訴えだしている。最近出版された『ＡＩＤで生まれるということ』（萬書房、二〇一四年）という書籍の中では、ＡＩＤで生まれたこどもたちが、実際にどういう局面でその事実を知り、ＡＩＤについてどのような意見を抱いているかが忌憚なく述べられている。それを読むと、第三者が想像する以上に悩み、そしてＡＩＤに否定的な見解をもつ者が多いことがわかる。こどもが欲しいという親の願いは切実だ。しかし同時に、そのこどもが大人になった時に抱く悩みも切実である。倫理的な問題は、短期的な視野だけでなく、長期的な視野も併せてもたなければならないことが、まさにこの問題には現れている。

親という観点からすれば、生みの親より育ての親の方が、特に男性の場合、何倍も苦労も多く大変なことだろうと私は思うが、こどもの観点からすれば、生みの親が誰であるか、つまり、生物学的なアイデンティティを知りたいという欲求はごく普通のことだろう。その欲求を「出自を知る権利」として、初めて法的に保障したのはスウェーデンである。一九八四年にスウェーデンで法制化された「人工授精法」は、第四条で「人工授精によって懐胎された者は、その者が十分に成熟した年齢に達したとき、病院に保存されている特別のカルテに記載されている精子提供者の個人情報を知ることができる」（菱木昭八朗訳）と定めている。

日本の法律にはこのような規定はないが、二〇〇三年に厚生科学審議会の生殖補助医療部会は、「精子・卵子・胚の提供等による生殖補助医療制度の整備に関する報告書」を取りまとめ、提供精子・卵子・胚で生まれた可能性のある一五歳以上の者に対しては、提供者の氏名や住所などの情報を開示請求できるという案を提起している。もちろんこれに関しては、反対意見もあり、そのような権利が保障されると提供者の数が減少するのではないかということが指摘されている。だが、情報化が急速に進む現代、いくら出自を非公開にしても、民間で行われている遺伝子検査により、同じ精子提供者から生まれた兄弟姉妹を偶然にも見つけ出すケースが出てきている。ドナーの匿名性を保つことは現実的には困難な時代になってきた。

話を進めよう。人工授精を試みても妊娠に至らなかった場合の次の選択肢は、体外受精（IVF: In Vitro Fertilization）である。体外受精とは、体外に取り出された精子と卵子を受精させ、受精卵（胚）がある程度分裂した段階でそれを再び女性の子宮内に戻す方法を指す。もちろん、体外受精を試みても、その受精卵が子宮に着床するかどうかはわからないし、仮に着床したとしてもそのまま育っていくとは限らない。だから、体外受精に頼ったとしても、こどもが授かるか否かは、最終的には、神のみぞ知る、だ。

体外受精の略称は、英語ではＩＶＦという。このＩＶは「試験管の中で（in vitro）」という意味である。そのイメージが一人歩きし、以前は、体外受精で生まれたこどもを「試験管ベビー」と呼ぶこともあった。しかし、これは考えてみると奇妙な表現である。そもそも受精に使われるのは試験管ではなくシャーレだろうし、たとえ試験管の中で受精されたとしても、試験管の中で胎児になるわけではない。胎児が育っていくためには、やはり、子宮が必要だからだ。最近は、さらに進んで、顕微鏡を使いながら精子を細いガラス管で卵子に注入させる顕微授精（ICSI: intracytoplasmic sperm injection）も行われている。ＩＣＳＩは一九九二年に初成功した技術だ。

ところで、世界で初めての体外受精児が生まれたのは、イギリスだった。一九七八年のことである。両側の卵管閉塞に悩むレズリー・ブラウンという女性が、腹腔鏡の名手といわれたパトリック・ステップトーが行った採卵と産科医であるロバート・エドワーズが行った体外受精によって、女児（ルイーズ・ブラウン）を出産した。ルイーズは、その後順調に成長し、大人になり、自然妊娠でこどもを生んでいる。また、初成功から三〇年以上の時を経て、二〇一〇年にロバート・エドワーズは以上の業績を評価されてノーベル生理・医学賞を受賞した。相方のパトリック・ステップトーは受賞できなかったが、それは二〇一〇年の時点で死去していたためである。

日本での初成功は東北大学病院で、一九八三年のことだった。体外受精を行ったのは、同大学産婦人科教授であった鈴木雅洲《まさくに》らである。ただこの時に生まれた女児は、残念ながら、二年後に肺炎で亡くなっている。そして現在、日本で体外受精は標準的な医療になった。日本産科婦人学会によると、二〇一五年には、五万一〇〇一人が体外受精によって生まれ、一世代あたりで考えると約二〇人に一人の割合になっているという。小学校や中学校などのクラスの中に一人は体外受精で生まれたこどもがいるという計算だ。累計では、すでに四八万人を超えている。

ところで、人工授精と体外受精の最も大きな違いは、体外受精では採卵が必要だという点だ。つまり、体外受精は採卵の安全性が確立されなければできなかった技術である。現在では昔と比べると安全になったとはいえ、それでも出血や麻酔・感染症のリスクなど、採卵で母体にかかる負担はかなり大きい。毎月採卵していたのでは大変であるため、排卵誘発剤を使用し、一度に複数個を採るのが通例だ。

少し前までは胚（受精卵）を凍結して保存することはできても、卵子（未受精卵）の凍結保存は難しく、妊娠する確率も低かった。いまは、液体窒素タンクで凍結し保存しておくことが可能になっている。そのため、がん治療（ホルモン療法など）により妊娠や出産が難しくなると予想される場合、治療を受ける前に卵子を冷凍保存しておき、治療後にその保存した卵子を使って妊娠することができる。二〇一四年には、愛知県の三〇歳の女性が高校二年生の時にがんで不妊になる恐れがあったために自分の卵子を凍結保存し、一三年後にそれを使って妊娠、無事に男児を出産したことがニュースになっていた。

日本生殖医学会は、二〇一三年に「未受精卵子および卵巣組織の凍結・保存に関するガイドライン」を発表し、がん治療などの治療のために卵子を冷凍保存しておく「医学的適応」とは異なった形の「社会的適応」を認めた。社会的適応とは、年齢が高くなることによって妊娠することが難しくなると予想される場合に、予め卵子を冷凍保存しておくことを言う。この認可により、女性が妊活の一環として卵子を冷凍保存しておくことが現在では行われている。

体外受精によって妊娠・出産できれば夫婦にとっては万々歳だろう。だが、余った卵子あるいは受精卵はどうすればよいのか。ここに余剰卵・余剰胚が引き起こすいくつかの倫理的問題が新たに生じてくる。夫婦が二人目のこどもを願わないならば、余剰卵・余剰胚は本来破棄するのが筋である。しかし、それらを別の用途に使うことも可能だ。

一つは、研究者による利用である。ＥＳ細胞は、受精卵を培養させて作製するものであるため、研究者からすれば余剰胚は喉から手が出るほど欲しい研究材料だろう。だがカトリックでは受精卵・胚の段階から人の生命は始まると考えるため、受精卵・胚を壊して研究することは殺人に等しく、認められないとしてきた。

二つめは、余剰卵・余剰胚を第三者に提供するという利用が考えられる。卵巣が機能しないためにこどもをもてない夫婦に対して、卵子・胚を提供するわけだ。この発想が、代理懐胎、代理出産へとつながってくる。

二〇一七年には、アメリカのテネシー州で、二五年前に凍結された受精卵を解凍して女児を無事出産したというニュースが流れた。二五年もの間凍結されていても問題なく受精卵が成長することには驚かされる。因みに、二五年は、その時点での世界最長記録である。またこのケースで使用された受精卵は、女児を生んだ女性とそのパートナーのものではなかった。匿名のカップルにより、二五年前に全米受精卵提供センターに提供されたものであった。つまり、他人から提供された受精卵を使って女児を出産したわけだが、その女性が二六歳であったため、受精卵と生みの親がほぼ同世代であることでも話題となっていた。

代理懐胎あるいは代理出産（surrogacy）は、体外受精の医療技術があれば、基本的に可能な技術である。したがって体外受精がもはや標準医療となっている現在、医療技術上の大きな問題点は、ほぼない。その技術を社会で認めるか否かは、主に倫理の話となる。

さて、ここから先は、日本ではまだ標準的な医療にはなっていない話となる。だが近い将来、代理出産を認める法律が国会を通る可能性も否定できないため、もし認められたら日本の社会はどのように変わっていくのか、また、どのような点は認められるべきでないのかを考えながら読み進んでもらいたい。

まず、代理懐胎・出産について、基本的なことをおさえておこう。代理懐胎・出産は実はたくさんの種類がある。考えてみてほしい。いまカップルがいるとして、男性の場合、自分の精子を使うか、あるいはＡＩＤのように他人の精子を使うかで二通りのパターンがある。女性はもっと複雑で、卵子と子宮の二つの大きな生殖機能を有するので、自分の卵子を使うか、他人に卵子を提供してもらうかで二通り、さらに自分の子宮を使うか、他人の子宮を借りるかで二通りの選択がある。要するに、論理的な組み合わせとしては二×二×二の八通りの類型があるということだ。もちろん、自分の精子、自分の卵子、そして自分の子宮という組み合わせは、他人を介在しないので代理懐胎・出産ではないし、逆に、他人の精子と他人の卵子、そして他人の子宮を借りる方法は、いわば養子縁組をするのと変わらない。だから八通りの類型すべてが代理懐胎・出産になるわけではない。

代理懐胎・出産に相当する組み合わせの中で、最もメジャーなのは、次の二通りである。

一つは、「ホストマザー」と呼ばれる形で、妻の子宮が何らかの理由で機能しない場合に行われるものだ。つまり、夫の精子と妻の卵子を体外受精させ、それを第三者（ホストマザー）の子宮に移植する方法である。子宮だけ借りるので「借り腹／貸し腹」と呼ばれたこともあったが、あまり良い表現ではないためか、最近はあまり使われなくなった。

メディアで様々に取り上げられたので記憶に残っている人も多いだろうが、総合格闘家の高田延彦とタレントの向井亜紀が、この方法で二〇〇三年に双子のこどもを授かっている。両氏の場合、ホストマザーはアメリカの女性に依頼している。その後、日本でこどもの出生届けを役所に提出しようとしたところ受理されず、法務省が、「日本では生んだ女性が母親である」という見解を示したために、裁判にまで発展した。最終的には最高裁までいったが、結局、夫妻は敗訴した。双子は、遺伝的には両氏のこどもであるが、法的にはそれが認められないという法整備とのズレが明るみになった事件だった。また最近では、日本テレビの元キャスターである丸岡いずみと映画コメンテーターの有村昆が、ロシアに住むホストマザーによって長男を授かり話題になった。

ホストマザーは、他人の子宮を借りる方法であるが、近年では子宮移植による出産も現実味を帯びてきている。二〇一二年にスウェーデンで、母から娘（成人女性）への子宮移植が行われ、その娘がその子宮でこどもを妊娠、そして二〇一四年に無事出産している。このケースが驚きなのは、娘の観点からすれば、自分自身が生まれた子宮を使って自分のこどもを生んでいるからである。このケースは生体移植で行われたが、今後、脳死者などからの子宮移植が一般化すれば、ホストマザーのように他人の子宮を借りる方法が採られることは、もしかしたら少なくなるかもしれない。

代理出産の代表的類型のもう一つは「サロゲートマザー」と呼ばれる形である。これは、妻の卵子と子宮が両方とも使えないとき、夫の精子を人工授精で第三者の卵子と受精させ、その第三者に妊娠・出産してもらう方法を指す。この方法では、妻とこどもの間に遺伝的なつながりがない。

ということは、法整備をしておかないと、独身の男性がサロゲートマザーの方法を使って第三者にこどもを生んでもらうことも可能になってしまうということだ。

実際に、代理出産の抜け穴を利用するような事件が二〇一四年に起きてしまった。二〇歳台の日本人青年実業家が、タイで代理出産を依頼し、なんと一六人（二一人という情報もある）ものタイ人女性にこどもを出産してもらったという事件である。タイでは商業的な代理出産は認められていないが、しかし代理出産を規制する法律もなかったため、このようなビジネスが行われてしまったようだ。

代理懐胎・出産に関しては、日本でもまだそれを規制する法律は存在しない。厚労省の方針、学会のガイドラインや見解が示されているだけだ。それらは何れも代理出産に対しては否定的な態度をとっている。しかし、いくら学会で罰則規定を定めても、その縛りが効力を持つ範囲は学会員のみであるから、究極のところその学会員でなければ縛りは効かない。法律そのものがないということは、法的にはしていいとも、して悪いとも言えない状態が続いていることだ。だから実際には、日本でも代理出産を行う医療機関は存在する。長野県にある諏訪マタニティクリニックの根津八紘《ねつやひろ》医師は、二〇〇一年に姉妹間での代理出産を行ったことを公表した。二〇一四年三月現在で、同施設は二一例の代理出産を試み、一四例で出産し、一六人が誕生したそうである。

不妊に悩むカップルにとって、代理懐胎・出産は希望の光だが、第三者の身体を借りることになるため、様々な倫理的問題を引き起こすことが予想される。次節ではその倫理的問題点を考察していくことにしよう。

4　代理懐胎・出産をめぐる倫理的問題

代理懐胎・出産というと必ず引き合いに出される有名なケースに「ベビーM事件」がある。以下、その概略を示すが、もし日本でも代理出産が日常化したら、同じようなことが起こりかねないので、どうすればよいかを考えてほしい。

一九八五年、アメリカのスターン夫妻は、妻のエリザベスが病気（多発性硬化症）を抱えたままで妊娠・出産するのは難しいと判断し、ニューヨーク州の不妊センターを介して、メアリー・ベス・ホワイトヘッドと代理出産の契約を結んだ。夫のウィリアムの精子を人工授精の方法でメアリー・ベスの卵子と受精させ、こどもを生んでもらうという契約である。つまり、サロゲート・マザーの方式が採られた。だが簡単には妊娠せず、九回目の人工授精でようやく妊娠するに至る。契約内容では、メアリー・ベスが出産したら、ただちに親権を放棄し、そのこどもはスターン夫妻に引き渡される約束になっていた。しかし、いくら契約をしたといっても、感情がそれに従えなくなることは、人間ならばあるだろう。胎児が成長するにつれ、メアリー・ベスは自分がその子の親であると認識するようになる。そして翌年、女児を無事出産するが、その子は自分が育てると主張し、引き渡しを拒否してしまう。

スターン夫妻は裁判に訴えた。その判決は、上位裁判所のそれと州最高裁判所のそれとでは食い違っており、なんとも複雑で、代理出産の難しさをそのまま象徴するような結果になった。

まずニュージャージー州の上位裁判所の判決から見ていこう。その判決によれば、代理出産の契約そのものは合法であるため、親権はスターン夫妻にあり、メアリー・ベスには、親権も、養育権もないとした。契約が有効ならば、これは当然の結果だと言える。しかし、その結果に納得できないメアリー・ベスは上告する。そして一九八八年に、同州の最高裁判所は逆転判決を言い渡すことになる。それによると、まず代理出産の契約自体が公序良俗に反するため無効だとされた。そして女児の父親はウィリアム・スターン、そして母親はメアリー・ベスだとしたが、夫のウィリアム・スターンの側に親としての適格性を認め、スターン夫妻に養育権を認めた。一方で、メアリー・ベスの立場を斟酌してか、彼女には訪問権を認めた。

ベビーM事件を見ればわかるように、代理出産の倫理的問題点の一つめは、出生をめぐって多くの人が関与することになるため、人間関係が複雑になり、結果、関係者の間で争いが起こることが挙げられる。この事件では、依頼者のスターン夫妻とメアリー・ベスとが、こどもの取り合いをしたわけだが、逆の展開もある。代理出産を依頼したにもかかわらず、依頼者が生まれたこどもを引き取らないというパターンだ。

二〇一三年に、オーストラリア人の夫妻がタイ人女性に代理出産を依頼し、その女性は同年の一二月に男女の双子を出産した。しかし、男児（ギャミー君）の方がダウン症であったため、男児の引き取りを依頼者夫婦は拒否、女児だけを連れて帰るという事件が起こり波紋を広げた（事件は二〇一四年に発覚）。代理母となったタイ人女性は、残された男児を自分が育てていくと宣言している。

人間関係が複雑になり、さらに国境をまたぐことになると、予期せぬ問題が露呈することもある。二〇〇八年に話題になったニュースでいうと、日本人の夫婦がインドで代理出産の契約をしたが、インド人女性が妊娠中に依頼者の二人が離婚してしまい、生まれた女児を日本に連れて帰れないという事件が起きた。日本人の元妻は離婚後に女児の受け取りを拒否したため、男性の方が女児を引き取ろうとしたが、簡単にはいかなかった。インドには代理出産に関する法律がなく、また、日本人男性が女児を引き取るためには養子縁組をする必要があるが、独身者の養子縁組が禁じられているために、養子として引き取ること自体ができなくなったのである。

この事件では、代理母となったインド人女性は、子宮を貸したわけだが、卵子は別のインド人女性のものを使っている。要するに、日本人男性の精子をインド人の匿名卵子提供者の卵子と体外受精させ、それを代理母となる女性の子宮に戻し、出産したわけである。このように、生まれてくる子の観点からすれば、代理出産では母親が三人になる可能性がある。依頼者の女性、卵子提供者の女性、そして子宮を貸した女性の三人である。さらに、生まれた子が何らかの理由で別の女性に育てられたとすると（例えば養子）、育ての母親がそこに加わり、母親が四人ということにもなりかねない。このような複雑な人間関係が代理出産にはどうしても付きまとってくる。

母親が複数いるということは倫理的に善くない、とは言い切れない。大勢の人が関わる方が、いのちの大切さを知るには善いことかもしれない。だが、この問題が伝統的な家族観の問い直しを迫ることは確かだ。代理出産を受容する社会の側に、多様な家族のありかたを認めるだけの寛容さがあるか否かが問われるだろうし、トラブルが起きた時にどのように対処していくかについての最低限のルール作りは不可欠だ。

代理出産の二つめの問題は、人間の身体、特に女性の身体がますます、手段化、道具化、さらには商品化される傾向が強まることが挙げられる。卵子提供や子宮を貸すという行為が、いくら善意で行われたとしても、卵子提供者や代理母を生殖の手段として利用していることは否定できないだろう。なぜならば、特定の卵子提供者の卵子でないとダメであり、その卵子提供者の卵子がどうしても必要だという視点は、通常、依頼者側にはないからだ。同様に、子宮の場合も、子宮を貸すその女性の子宮でなければダメで、他の女性では代えられない、と依頼者は通常考えないからである。

誤解を避けるために言っておくが、私は、フツーのカップル・夫婦のこどもの授かり方だけが価値をもつなどと主張したいわけではさらさらない。しかし、それでも敢えてフツーの見方をしてみると、愛し合う男女がいて、二人がこどもを授かるとき、そのこどもは二人の「愛の結晶」だ、と通常は考える。つまり、愛し合う者同士であれ、そのこどもであれ、それぞれの存在は（たとえ幻想であろうとも）他とは置き換えが不可能な唯一の存在と考える。他の配偶者ではダメなのであり、他人の配偶子ではダメなのである。それは、愛し合うということが、愛を向けない人間に対しては、つまり、二人以外の人間に対しては排他的に働くからだろう。

しかし、代理出産で貸し／借りされる卵子や子宮、あるいは提供される精子は、そのような位置づけにはない。もちろん、精子や卵子を、依頼者の属性と似たような持ち主のものを選ぶことは行われるかもしれないが、だからといって、提供者や配偶子を他とは置き換え不可能のものとはみなさない。別の提供者でもいい、別の配偶子でもいい、と通常は考える。これは、端的に言えば、こどもをもつことが目的であり、そこに至るまでに必要な生殖は手段と考えているからではないか。

提供者や配偶子を「他と置き換えられるもの」とみなすということは、市場の対象になることでもある。市場において価値をもつものは、基本的に、交換可能なものであるからだ。その意味で、配偶子や一時的な子宮の貸し／借りは市場と相性が良く、商業的ビジネスの対象になりやすい。ただし、慎重に論じなければならないが、人体の一部を手段化、道具化、商品化することは、何も代理出産で初めて問題になることではない。だから、もしこの問題に真剣に切り込むならば、臓器移植なども含めてもっと広い視野で考察する必要がありそうだ。

人を手段や道具とみなすことは、誰もが漠然と善くないと感じつつも、それを理論的に裏付けることは意外と難しい。第3章でも少し言及したが、倫理学を少しでも齧ったことがあれば、義務論を説いたイマヌエル・カント（1724-1804）の次のような言葉を想起するかもしれない。

君自身の人格ならびに他のすべての人の人格に例外なく存するところの人間性を、いつでもまたいかなる場合にも同時に目的として使用し決して単なる手段として使用してはならない（『道徳形而上学原論』）。

カントの文章は極めて難解だが、ここでカントが言わんとしているのは、すべての人間には例外なく人格が備わっており、その人格の持ち主はみな何かを実現したいという目的を有する存在なのだから、その人格を単なる手段としてのみ扱ってはならないということである。

ただ、この有名な一文は、実は、手段化することを全否定しているわけではない。例えば奴隷のように、ある人を丸ごと手段として扱うことはカント的には厳禁だが、後輩にパンを買いに行かせるといったように、時に人をパシリ（手段）として扱うことまでは否定していない。脳死臓器移植のところで触れたアニッサ・アヤラ事件を覚えているだろうか。この事件の場合、アニッサの妹は姉への骨髄移植のために誕生させられたので、そのようなケースに関しては先のカントの一文を根拠に批判することは可能だろう。だが、精子や卵子の提供、子宮の貸し／借りに関して言えば、その当人の存在を丸ごと手段化しているわけではないので、カントの義務倫理だけで批判できるかどうかは微妙である。

もう一つ、身体の手段化に絡めて認識しておかなければならないことは、妊娠・出産は、現代においても決して安全ではないということだ。たとえ女性の生む権利として代理出産が将来的に認められるとしても、その権利を行使すれば、かなりのリスクを他者に負わせることになることは弁えておかなければならない。

先ほども述べたように、日本は世界各国と比較しても周産期の死亡率が極めて低い。二〇一二年でいうと、周産期死亡率、すなわち、出産一〇〇〇に対しての、妊娠二八週目以降の死産と早期新生児死亡を合わせた数の比率は、日本は二・六であり、妊娠・出産に関しては極めて安全な国なのである。この安全という心地よい状態に慣れているため、我々はあたかも一度妊娠すればこどもは無事に授かるような幻想を抱きがちだが、実は、妊娠中毒症（妊娠高血圧症候群）などもあり、必ずしも安全ではない。だから、そのリスクのある行為を他者に負わせる代理出産は、かなり慎重に行われなければならないはずだ。

代理出産の問題点の三点めに移ろう。それは、生まれてくるこどもの福祉をどこまで考慮に入れられるかという問題である。この点が生命倫理の他の課題と大きく異なる点だ。例えば、すでに見てきたように、脳死臓器移植についても様々な問題点がある。しかし、それらの要点はすべて理解したうえで、それでも自分が脳死になったら臓器を提供したい大人がいるとする。そして、もう一方に臓器を受給したい大人がいれば、彼らの間で、臓器の摘出と移植がなされることは、自己決定として尊重すべきであり、他者がとやかく口出しすることではないとも考えられる。もちろん慌てて付け加えておかなければならないが、こどもの脳死臓器移植については別問題だ。

ところが、生殖医療に関しては、いま述べたような大人の自己決定（権）だけでは捉えきれない面がどうしてもある。女性の「リプロダクティヴ・ヘルス／ライツ（性と生殖の健康と権利）」という考え方は、一九九四年にエジプトのカイロで開催された国際人口開発会議（カイロ会議）で公的に認められて以来、社会に少しずつ浸透してきた。要するに、世界的規模の人口増加問題を国家的な人口抑制の政策としてマクロの視点で論ずる以前に、女性一人一人の権利の問題として、つまり、避妊や妊娠や出産についての自己決定権として論じることの必要性が説かれてきた。このことにまったく誤りはない。ただ、カイロ会議の行動計画でも示されているが、女性の自己決定権の先に、新しいいのちの誕生があることを同時に見逃してはならない。

代理出産によって生まれてくるこどもが、将来的に自分が代理出産で生まれてきたことで思い悩み、苦しむ可能性も否定できない。福祉とは幸福のことである。要するに、こどもの福祉＝幸福を本人不在の段階で予め考慮しなければならないという難問が立ちはだかっている。不妊に悩み、代理出産に頼ってでもこどもを授かりたいという親の願いは切実である。が、同時に、その願いは親のエゴイズムかもしれないという視点を持つことも重要だ。なぜならば、こどもを育てたいとか、後継ぎが欲しいということならば、特別養子縁組でも願いは叶うからである。どうして自分の遺伝子にそこまでこだわる必要があるのかを考え直してみなければならない。

功利主義の思想家で知られるJ・S・ミル（1806-73）は、一九世紀半ばに『自由論』を著し、近代自由主義の倫理的原則を示した。ミルはその著作のなかで次のように述べた。

　個人の行動のうち，社会に対して責任を負わなければならないのは，他人に関係する部分だけである。本人だけに関係する部分については，各人は当然の権利として，絶対的な自主独立を維持できる。自分自身に対して，自分の身体と心に対して，人はみな主権をもっているのである。……この原則は判断能力が成熟した人だけに適用することを意図している。子供や，法的に成人に達していない若者は対象にならないミルは、大人ならば誰もが自分の身体と心に対して主権（自己決定権）をもつと主張する。だが、その主権が及ぶ範囲は、あくまでも自分だけにしか影響を及ぼさない限りであって、他人にまで影響が及ぶ場合には責任を負わなければならない。そこからミルは、有名な「他者危害原則」を唱える。

個人の自由には限度があるのであって、他人に迷惑をかける行為を行ってはならない。……他人に危害を与えないかぎり、多種多様な性格の人に自由に行動する余地が与えられるのは有益である（同上）

他者に危害を与えない限り、大人は自由に行動する権利をもつ、とミルは主張するわけだ。この原則に則って代理出産を考え直してみよう。他人（主に女性）の身体（主に卵子、子宮）を利用することは、他者危害原則に抵触するのだろうか。

考察すべき事柄は二つあるように思われる。一つは、「危害」の解釈についてだ。「他者危害」の「危害」をどの程度ゆるく解釈するか、あるいは、強く解釈するかでも、理解の仕方は異なってくる。「危害」を「迷惑」まで含めて考え、「迷惑をかけてはならない」原則だと解釈するならば、代理出産を許容する根拠は薄くなるだろう。先にも述べたように、妊娠・出産という危険性の孕む行為を他者に委ねることが、まったく迷惑をかけない行為だとは言い切れないからだ。逆に、「危害」を「生命に及ぶくらいまでの危害」と解釈するならば、代理出産は許容範囲になるに違いない。そのような危害を加えるケースというのは、代理出産全体の中でもそれほど多くはないからだ。社会の寛容さの度量によって「危害」の意味は変わってくる。

考察すべき二つめは、「他者」についての解釈だ。ミルの自由主義の倫理原則には、実は時間的観点が入っていない。常識的に考えて「現在形で述べられた原則」だとすれば、現代を生きる者同士の間だけに妥当する原則になる。がしかし、時間軸を未来まで延長して、まだ見ぬ他者に対しても他者危害原則を適応させることも可能だ。そうなると、生まれてくるこどもも「他者」に入るだろう。すると、ミルの原則は、不妊に悩む当事者だけではなく、生まれてくるこどもについても視野に入れなければならない原則になる。先ほどの、こどもの福祉の視点が必要という問題点に戻ってくるわけだ。

以上の問題点は、理論的には未熟である。これから代理出産容認の是非が現実味を帯びてくるなかで、我々の手で一層彫琢していく必要があるだろう。

5　我々は優生思想と手を切れたのか

さて、生殖医療技術の倫理を考えるにあたり、どうしても避けては通れない課題を最後に考察しておこう。それは出生前診断である。

ベビーＭ事件をもう一度思い出してほしい。スターン夫妻とメアリー・ベスは代理出産の契約を結んだわけだが、実を言うと、その契約内容には、次のことが含まれていた。メアリー・ベスがもし人工授精で妊娠したら必ず羊水検査を受けること、そして胎児の障碍が発覚したら人工妊娠中絶をすることという内容である。さらに、障碍が発覚した場合に行う中絶では、報酬が貰えない契約になっていた。結果的に見れば、胎児に異常はなかったのでベビーＭはこの世に誕生したわけだが、もし異常が見つかり中絶をしていたら、メアリー・ベスは身体的にも精神的にもかなりのダメージを負っていたに違いない。

出生前診断と代理出産は別問題だ。基本的にそれらは切り離して考えられるべきである。というのは代理出産をする際に必ず出生前診断をしなければならない取り決めはないし、また出生前診断は通常の妊娠に際しても行われているからだ。しかし、出生前診断の方法が多様になり、さらに言えばもっと前の段階での着床前診断（受精卵診断）も可能になった。体外受精をする際に、受精卵の段階で遺伝子検査をして、最初から異常胚を捨て、正常胚だけを子宮に戻すことが可能である現在、今後の日本で代理出産が容認されれば、出生前診断のみならず、着床前診断とも関連した形で代理出産が語られるのはほぼ間違いないことである。

では出生前診断には、どのような方法があるのだろうか。まずそれをおさえておくことにしよう。

妊娠して産婦人科に通院するようになると、今やほとんどの病院で自然に行われているのが、超音波（エコー）検査である。これも立派な出生前診断だ。今日、こどもが誕生するよりも前に、男児か女児かをほとんどの夫婦（カップル）は知っているが、それはこの超音波検査をしているからである。ただこの検査で判別できる事柄は、それほど多くはない。性別以外でいえば、胎児の形態的な異常などに限られる。

高齢出産、つまり、妊婦が三五歳以上で初産の場合、あるいは、先の超音波検査で何らかの形態的異常などが発見された場合、さらに進んだ検査を勧められることがある。もちろん追加の検査は強制ではないので、いくら医者が勧めてきても受ける必要は特にない。だが、高齢出産になればなるほど胎児が異常をもって生まれてくる率も上昇するので、その事実を予め伝える（インフォームする）必要性を感じて医者は勧めるのだろう。確かに、出生前に胎児の異常を知っておくことにはメリットもある。心の準備や受け入れ態勢を整えておくことのほかにも、精密検査によって胎児の異常が早期に判明すれば、胎児期での治療（体内治療）も可能になるからだ。

では、エコー検査よりもさらに進んだ検査にはどのような検査があるのだろうか。その一つに、母体血清マーカーテストがある。この検査は、妊婦の血液中のタンパク質やホルモンなどの成分や濃度を検査するもので、少量の採血だけで済むために安全で、かつ、簡単に実施できる方法として知られている。三つのマーカーを使うものが「トリプルマーカーテスト」と呼ばれ、四つのマーカーを使うものが「クアトロマーカーテスト」と呼ばれている。母体血清マーカーテストは、もともとは開放性神経管奇形（二分脊椎症、無脳症）を調べる検査として開発されたが、のちに胎児がダウン症（21トリソミー）であるか否かも判別できることがわかり、適用が拡大された経緯がある。

この母体血清マーカーテストは、しかし、胎児の染色体異常（21トリソミー、18トリソミーなど）が確率的にしかわからない。このことは極めて重要なことだ。つまり、陽性の結果が出たとしても、実際はそうでない可能性（偽陽性）がある。もちろん逆もある。陰性の結果であっても、実際は障碍を負っているというケース（偽陰性）である。確率的にしかわからない検査は一般に「非確定的検査」と呼ばれている。

この、確率的にしかわからないという事態が、検査を依頼したカップルにさらなる悩みをもたらす原因になっている。厚労省は一九九九年の通達で、医者は妊婦に対して、血清マーカーテストを勧めるべきではない、との見解を示した。「気軽に受けられるから」と安易に考える以前に、陽性率や陰性率はどのくらいなのかを我々は十分に把握しておくべきだろう。陽性率や陰性率は、妊婦の年齢などによっても変化するので一概には言えないことも理解しておくべきである。

胎児が染色体異常を有するか否かを出生前にどうしても確定したいと思ったら、羊水検査か絨毛《じゅうもう》検査をするしかない。これらの検査は、妊婦の腹部に針を刺して羊水（胎児が浸かっている液体）を取り出したり、あるいは、絨毛（胎盤の一部）を子宮から取り出すことで、胎児の染色体異常を調べる検査である。胎児由来の細胞を実際に調べるため、異常のあるなしを確定できる。このことから「確定的検査」と呼ばれている。確率的な事態しかわからないよりも確定的にわかるほうが良いように思うかもしれないが、羊水検査では約〇・三パーセント、絨毛検査では約一パーセントの確率で流産してしまう危険性がある。非確定的検査をすれば確率的事態を前に悩むことになり、確定的検査をすれば胎児が流産する危険性に悩まなければならなくなる。

近年、DNAの塩基配列を高速度で解析できる次世代シークエンサーが開発されたことにより、以上のような方法に加えて、妊婦の血液検査だけで胎児のDNAを検出することが可能な新型出生前診断（NIPT）が開発されて話題を呼んだ。が、結局、精度は極めて高くなったものの確定までは至らず、確定をするためには従来の羊水検査や絨毛検査に頼らざるを得ない現状はなおも続いている。

ところで、ここで「そもそも論」を敢えて提起してみよう。そもそもなぜ出生前診断をするのだろうか、と。また、出生前診断は本当に必要なことなのだろうか、と。胎児が男の子であろうが、女の子であろうが、それは出産すればわかることだ。同様に、胎児に異常があろうがなかろうが、それも早晩わかることだ。妊娠・出産そのものは、基本的に、出生前診断をしなくても進んでいくのだから、敢えて出生前診断をする必要はない。にもかかわらず出生前診断は行われている。

先に述べたＮＩＰＴを実施している「ＮＩＰＴコンソーシアム」は、臨床研究としてＮＩＰＴを国内四四施設で実施してきたが、二〇一六年四月二五日に、その実績内容が報道された（『毎日新聞』）。それによると、検査を受けた女性は二万七六九六人にのぼり、そのうち一・七パーセントにあたる四六九人に陽性反応が出た。その中で、羊水検査をさらに行い異常がなかったのが三五人、流産・死産してしまったのが七三人、その後不明の者もいた。そして残りの三四六人のうち、最終的に中絶したのが三三四人、妊娠を継続したのが一二人という結果であった。ＮＩＰＴによって陽性という確率的事態を突き付けられ、確定検査もしなかった三四六人のうちで考えると、中絶を選択した率は約九六・五パーセントとなる。予想以上の割合ではないだろうか。

注意してほしいのは、中絶選択率約九六・五パーセントの母数となる三四六人がどういう人たちであったかである。母数は、あくまでもＮＩＰＴによって陽性反応があった女性であり、さらにそこから諸々の理由がある人たちを除いた数だ。三四六人は、日本人女性全体の中から無作為に抽出された人たちではないので、ここから安易に「日本人は中絶の選択に抵抗がない」とか「日本の中絶率は高い」といった一般論を導出することはできない。また、母数の人たちは妊娠した女性全体からの無作為抽出でもない。だから「妊娠した女性のほとんどは、出生前診断を受けて陽性反応が出たら中絶する」といった結論を引き出すこともできない。

しかし、それでも、ここで注目しておくべきことは、NIPTで、確率的事実でありながらも陽性であることを目の当たりにした女性の多くが、人工妊娠中絶を選んでいるという事実である。つまり、そもそもなぜ出生前診断を行うのかといった問いに対しては、案の定というか、やはり「胎児が異常をもっているかどうかを調べるため」だと答えられるだろう。そして、診断結果に背中を押されて、悩みながらも、中絶を選択する人の割合がかなりの率であることは現実として把握しておかなければならない。

ところで基本的な事柄を確認しておくが、日本で人工妊娠中絶を可能にしている法律は「母体保護法」という法律である。「刑法」では堕胎罪が定められており（二一二―二一六条）、原則、中絶は刑罰の対象になる。しかし、「母体保護法」という特別法によれば、中絶をすることは可能である。ここだけ突き合わせてみると、両者は内容的に矛盾するのだが、「特別法は一般法に優先する」の原則に従って、特別法で定められたことが優先的に適用される仕組みになっている。

母体保護法は、その名の通り、母体を保護する目的で作られた法律である。第一四条には、人工妊娠中絶は、本人及び配偶者の同意を得たうえで、指定医師によって、以下の理由がある場合に行うことができると書かれている。

第一四条

一　妊娠の継続又は分娩が、身体的又は経済的理由により、母体の健康を著しく害するおそれのあるもの

二　暴行若しくは脅迫によって又は抵抗若しくは拒絶することができない間に姦淫されて妊娠されたもの

これらの理由を見れば一目瞭然であるが、一も二も母体の保護を目的としている。胎児のことについては一切触れられていない。つまり、胎児に障碍があるという理由で中絶することは、日本では法的に認められていないのである。このことは一般的に「胎児条項がない」と言われる。「胎児に関する決まりが書かれていない」ということだ。世界各国を見回してみて、「胎児条項がない」のが一般的かと言うとそんなことはなく、イギリスやフランスでは胎児条項は存在している。

ますます分らなくなってきたかもしれない。胎児条項がなく、胎児の障碍を理由に中絶すること（選択的人工妊娠中絶）は、日本では法律上できない。にもかかわらず、出生診断は胎児の異常を調べるために日常的に行われている。法文的な建前と現実的なズレが、まさに矛盾となって噴き出しているといえるだろう。

日本では毎年、どのくらいの中絶が現在行われているのだろうか。菊田昇の「赤ちゃんあっせん事件」のところで、一九七〇年当時、中絶件数は年間七五万件を超えていたことを指摘したが、さすがに現在はこれほど多くはない。二〇一六年の件数でいうと、一六万八〇一五件である。同年の自殺者数が二万一七六四人であり、交通事故死者数が三九〇四人であることを思えば、中絶件数は七〇年代初頭から減少してきたとはいえ、まだまだ驚かされる件数である。

中絶する理由は、胎児に関する事柄だけではない。「避妊をしなかったから」「自分は生みたくてもパートナーが反対したから」など様々考えられる。本音は「まさか妊娠するとは思わなかった」だけの人もいるだろうが、それでは一般的には認められないので、表向きの理由はほとんどが経済的理由になっている。

ところで、なぜ胎児の障碍が中絶につながるのだろうか。この問題は、半ば自明であるように見えながら、明確な理由を述べるのが案外難しい問題だ。倫理学的には詳細に考慮すべきことがたくさん含まれている。

例えば中絶する理由の一つに「本人が障碍をもって生まれ、障碍をもって生きていくことがかわいそう」という理由が考えられるかもしれない。しかし、例えば、二〇一五年に厚労省の研究班が一二歳以上のダウン症の人たちに行った大規模アンケート調査（八五二人が回答、平均年齢二二・九歳）によると、「毎日幸せに思うことが多い？」の質問に対し、「はい」と答えた人は七一・四パーセント、「ほとんどそう」と答えた人は二〇・四パーセントで、両者を合わせると九一・八パーセントにも上ることがわかった。この割合は、健常者の幸福度よりも高くはないだろうか。ダウン症の人は決して自らを不幸だと感じてはいないのである。

この調査はダウン症に限られるので障碍者全般に対して言うことはできない。だが、この調査を見る限り、障碍を有する当事者は、案外、不幸だとは思っておらず、むしろ周囲の人が想像力を膨らませて、不幸だと忖度するケースが多いように感じられる。

ならば、障碍者を育て、ともに生活する家族についての理由はどうか。「家族がかわいそう、家族が不幸だ」という理由は、中絶する理由としてどうなのだろう。確かに、障碍児を育てることには、特有の苦労や不安がつきまとうことは否定できない。しかし、本来は、そういった問題を家族だけに抱え込ませないようにするために社会というものがあるのではないだろうか。端的に言えば、現在、その社会がうまく機能していない。社会が家族を十分に手助けできていない。家族の問題を家族だけに閉じ込めてしまう社会を我々はいつの間にか築いてしまっている。だから「家族が不幸」という感慨を抱いてしまうのではないか。

社会保障、社会福祉といった考え方は、誰もが背負う可能性のある個人的リスクを社会が手助けすることだ。そんな大仰な言い方をしなくてもいい。近所づきあいや地域の互助でもいい。ちょっとしたことでお互いに助け合うということ、あるいは、レスパイト・ケア（respite care）と呼ばれるような、一時的に育児や介護を代わってあげられるだけのサービスが充実していさえすれば、「家族が不幸」という見方はだいぶ和らぐだろう。

考えてみれば、世で言われる「障碍」は生まれつきのものだけではない。大病に罹ったり、交通事故に遭えば、誰もが障碍者になり得る。自分の意志とは関係なくそれらは起こり得ることだ。障碍は決して他人事ではないのである。障碍状態になったとき、もちろん本人や家族でなければ理解できない悩みや不安が生ずることは間違いないが、その悩みや不安を持つことがそのまま不幸に直結するかといえば、そうとは言い切れないだろう。幸福か不幸かは、社会のあり方如何でいくらでも変わり得ることだからだ。

ここでもう一度「福祉」という言葉の原点に立ち返ってみよう。勘違いされている人も多いが、「福祉」とは、弱者救済とか、社会的支援といった意味ではない。「幸福」という意味である。「社会福祉」は、「社会の幸福」ということだ。となると、障碍を考える上でまず検討されなければならないのは、いったい誰の「福祉＝幸福」を考慮すべきなのかということである。障碍者本人の幸福か、家族や保護者の幸福か、社会の幸福か、それとも国の幸福か。

すでに述べてきたように、障碍者本人は、特にダウン症の場合、不幸と感じていないことがわかった。そして家族が障碍を理由に中絶を選択することは、現在の日本社会が家族を十分に手助けできていない以上、ある意味で仕方ないことである。中絶の選択は、生まれてくるこどもの福祉を除いて考えれば、親の自己決定として尊重されるべきともいえる。将来的に、社会がもっと家族に手助けするようになれば、家族に障碍者がいるだけで不幸だとみなす考え方は少なくなるだろう。幸福や不幸は、我々がどういう社会を築きあげているかに大きく左右されるからだ。それよりも注意すべきなのは、障碍が国の幸福と直結して考えられた時だ。なぜなら優生思想・優生学が頭をもたげてくるからである。

「優生」とは、「優《すぐ》れた生」の意味である。世の中に優れた生があるならば、論理的に考えて、劣った生もあるだろう。敢えて漢字で表現してみるならば「劣生」になるだろうか。優生思想とは、簡単に言えば、劣った生をこの世から淘汰・排除していけば、優れた生ばかりが生き残ることになり、結果的にみて、社会全体（この場合は国）も優れたものになっていくという考えである。

優生思想について歴史を駆け足で確認しておこう。チャールズ・ダーウィン（1809-1882）、あるいはアルフレッド・ウォレス（1823-1913）が、進化論（evolution theory）という考え方を唱えたのは一九世紀半ばのことであった。ダーウィンの有名な『種の起源』が出版されたのは、一八五九年のことである。余談だが、ダーウィン自身はこの書の中で「進化（evolution）」という概念は用いていない。

彼らによって提唱された進化論は、荒っぽい説明になるが、おおよそ次のように進化を捉える。生物は、子孫を残していく過程で、遺伝子がコピーされていくが、コピーはすべて完璧にはいかないため、どうしても一定の割合で変異が生じてしまう。が、そのような不連続的変異は生物多様性を守るためには欠かせない。例えば地球温暖化によって地球の温度が上昇すれば多くの生物は死滅するだろう。しかし、それでもすべての生物が死滅することはない。なぜならば暑さに強い変異がいるからである。その変異は、つまり、環境に適応できたわけだが、環境に適応できるということは、子孫を残すことができることでもある。このようにして、生き残るものと生き残れないものとの選択（淘汰）が行われている。それは神によるのではなく、ましてや人為的なものでもなく、まさに自然に行われているのだ、と。

「自然選択」は、家畜や作物で行われていた品種改良からダーウィンがヒントを得て着想したアイデアだとされる。品種改良とは、要するに、品質の良いものばかりを残していく人為選択のことに他ならない。ダーウィンはそれを自然が行っていると考えたわけだが、一方で、その人為選択を人間に対して意図的に行えば、人間社会もより良くなっていくのではないか、と考えた人物がいた。フランシス・ゴルトン（1822-1911）である。

ゴルトンは、ダーウィンのいとこである。彼は、『種の起源』に触発されて研究を始め、一八八三年に刊行した自著の中で自らの考え方を「優生思想・優生学（eugenics）」と称した。前章で「よい死（euthanasia）」は安楽死を意味すると述べたが、優生思想は“eu”（よい）と“genics”（生まれ・誕生）を併せた造語であり、「よい生まれ」を意味する。本当にそれらの死や生が良いのかは即断できないが、命名した人たちは真剣に良いと考えていたのだろう。

優生思想は、現代を生きる我々の眼からすると、物事を単純化し過ぎているように映る。そもそも遺伝的要素だけで人間の良さは決まらない。もし遺伝だけで決まるならば、教育はまったく無駄だ。また、社会全体で優劣をコントロールするという発想が、強い権力や全体主義に支えられなければできないことだから、優生思想を推進できるということは、民主制がうまく機能していないことに他ならない。しかし、当時のいくつかの国々ではそれが真に受け入れられ、実際の政策と結びついていった。

国が優生思想に基づいて生をコントロールする方法は、少なくとも二通り考えられる。優れた生の交配を積極的に推し進める方法と劣った生を積極的に排除していく方法だ。歴史を振り返って見ると、どちらの方法も試されているが、前者を進めていく方が難しいためか、後者の方法が政策に結び付いていった。

優生思想に基づいた政策をいち早く実現させたのは、アメリカのインディアナ州の「断種法」である。一九〇七年のことだった。以後、アメリカでは同様の法律が三二州で通っている。歴史的に有名な断種法はナチス・ドイツの「遺伝病子孫防止法」だろう。一九三三年、ヒトラーは権力を掌握してほどなく、アメリカの断種法を参考にしながら、この法を制定させている。そして、障碍者の断種を次々と行った。その翌年には、福祉国家のイメージが強いスウェーデンでも「特定の精神病患者、精神薄弱者、その他の精神的無能力者の不妊化に関する法律」という断種法が成立している。

日本では、ナチスの優生政策を参考にしながら、一九四〇年に国民優生法が制定されたのが最初である。翌年から施行されたこの法律では、不妊手術が認められた。ただしこの時、手術はまだ任意であった。それが強制力を持つようになったのは、戦後の一九四八年に制定された優生保護法においてである。当時は、戦後間もなくのことであり、人口が一気に増えた時代だ。背後には、そのような過剰な人口増加をどうして抑えていくか、また、闇での堕胎をいかに防ぐかという課題があったとされる。

優生保護法の条文を少し詳しく見ておこう。

第一条には目的が書かれてある。「この法律は、優生上の見地から不良な子孫の出生を防止するとともに、母性の生命健康を保護することを目的とする」。第二条第一項には「この法律で優生手術とは、生殖腺を除去することなしに、生殖を不能にする手術で命令をもつて定めるものをいう」とあり、優生手術の定義がなされている。優生手術とは、妊娠をしてから行う中絶手術ではなく、はじめから妊娠ができないようにする不妊手術のことである。そして次の第三条では「医師は、左の各号の一に該当する者に対して、本人の同意並びに配偶者があるときはその同意を得て、優生手術を行うことができる。但し、未成年者、精神病者又は精神薄弱者については、この限りでない」と続く。「左の各号の一に該当する者」とは、「次のいずれかに該当する者」という意味であり、該当する者としては「遺伝性精神変質症、遺伝性病的性格、遺伝性身体疾患又は遺伝性奇形」など、細かい例がいくつも挙げられている。さらに第五条は強制的な優生手術について触れており「医師は、診断の結果、別表に掲げる疾患に罹っていることを確認した場合において、その者に対し、その疾患の遺伝を防止するため優生手術を行うことが公益上必要であると認めるときは、前条の同意を得なくとも、都道府県優生保護委員会に優生手術を行うことの適否に関する審査を申請することができる」と定めている。

この法律のもとで、国や自治体は強制的な不妊手術を次々と行っていった。同意を伴わない手術は一万八〇〇〇件以上にものぼるとされ、その中には一〇歳前後の女児も含まれるが、いまだ全貌は明らかになっていない。一九六六年には兵庫県衛生部が中心となって「不幸な子どもの生まれない運動」が展開され、全国へと広まっていったことも記憶に刻んでおくべきことだろう。

話を元に戻そう。障碍を国の幸福と直結して考えることは、あるいは端的に優生思想は、何が奇妙なのだろうか。

一つは、国の幸福実現のために個人の幸福が犠牲になっていることが挙げられる。個人や夫婦の自己決定としての妊娠中絶と国の決定としての不妊手術・妊娠中絶は、話のレベルがまったく異なる。現代の生命倫理は、患者のインフォームド・コンセントを思い浮かべればわかるように、前者を基本原則にして成り立っている。ゆえに、個人が望んでいないにもかかわらず強制的に国が関与してくることは、やはり原則からすれば認めるわけにはいかない。特に不妊手術の強制は、最もプライベートな領域である個々人の身体への介入であるから、これを認めてしまうと、どんなプライベートな領域においても国の介入が可能になり、私的領域・プライバシーという考え方自体が無くなる危険性がある。

二つめの奇妙な点は、こうだ。いま百歩譲って優生思想の考え方が正しいとしよう。しかしそれでもなお奇妙さが残るのは、優生政策によって世の中から障碍をすべて消し去ることができないからである。多くの先天的障碍の発生メカニズムがまだ医学で十分に解明されていない以上、その障碍を人為的な操作ですべて消すことはできない。さらに、先に触れたように、障碍は先天的・遺伝的なものだけでなく、後天的なものもある。日常生活の中で、ある日突然事故に遭い、障碍者になることは誰にだって起こり得ることだ。このように考えるならば、「障碍をなくす」という発想がそもそも間違っていると思われる。むしろ、「障碍は無くならない」ことを前提に、いかに障碍と向き合い、付き合っていくか、を考えるべきだろう。たとえ障碍を負うことになったとしても不幸だと感じずに生きていける社会を、我々は求めていくべきではないか。

誰の「福祉＝幸福」を考慮すべきなのか。間違いなく、まずは本人だろう。ミルが『自由論』で述べたように、自己決定が近代自由主義社会の原則であり、本人の意思を抜きに幸福は語れない。だが、人間は一人では生きていないし、生きられない。家族を作り、社会を作り上げている。本人の意思には身近で重要な人たちの意思が関わっている。ならば、家族の意思も尊重されるべきだ。本人の意思と家族（身近な人々）の意思、両者の意思を基本にしながら出産や中絶を選択するのであれば、それがどういう選択であろうが他人が口出しすることではない。両者の意思を無視して国の幸福を真っ先に考える発想は、たとえ国が幸福になっても、個々人が幸福にならないという矛盾を抱え込んでしまうように思われる。

6　こどもという価値の変化

「自分の遺伝子を残すことになぜこだわるのか」という観点から生殖医療技術の倫理的問題を考えてきた。昔ならば諦めていた不妊も、現代では諦めずに済むようになってきている。それだけ医学・医療は進歩してきた。

だが、「諦めずに済む」と言えば聞こえはいいが、別な見方をすれば、人間の新たな欲望が次々と開拓されてきたことをそれは意味する。「この方法がダメならば別の方法を」といった形で欲望の実現を先延ばしすればするほど、ゴールの見えない苦しみに巻き込まれることは間違いない。このことは生殖医療だけの話ではなく、脳死臓器移植など、別の生命倫理の問題にも当てはまることだ。

医学・医療の進歩が人間の生き方ないし倫理を変えていく。このことは確かだ。だが、生殖医療の進歩の陰で、ここ数十年の間、こどもの価値が大きく変化してきていることも認識しておく必要がある。

非常に曖昧で雑駁な表現だが、昔、こどもは家系・家業を継ぐための存在だった。日本のイエ制度は、遺伝的なつながりに限られるものではないが、養子であれ実子であれ、こどもはイエを存続させるために欠かせない存在だった。

ところが、高度経済成長期の頃と言えばよいのか、それとも学生運動が盛んだった頃と言えばよいのかわからないが、自由恋愛が可能になり広がっていくと、こどもは夫婦の愛の結晶という位置づけがなされるようになる。イエに捕らわれず、二人だけの宝物という認識がもたらされる。永六輔が作詞し、梓みちよが歌った「こんにちは赤ちゃん」（一九六三年）は、まさに象徴的だが、そこでは愛し合う二人にとってのこどもが讃えられている。

時代は下り、バブル景気の頃は、ＤＩＮＫＳが流行った。すでに述べたが、その頃は、こどものいない夫婦が自分たちで稼いだお金を自分たちのために使うことがカッコいいとされた時代であった。今から振り返って考えてみれば、日本の近現代史の中で、大人が楽しむ文化が最も肯定的に受けとめられたのは、バブルの頃だったかもしれない。

そして時が流れ、今はどうか。私は、確実に「自分のためのこども」という風潮が進んでいる気がする。現に、女性は理論的には一人でこどもを持てるようになった。この章で述べたＡＩＤ（非配偶者間人工授精）は、日本では夫婦間での実施が原則であるが、その原則は社会的な決まり事であるため、それさえ撤廃されれば、女性が第三者から精子を提供してもらい、一人で妊娠出産することは可能だ。自宅で使えるＡＩＤキットはすでに市場に出回っている。

いや、そればかりではない。再生医療の進展とともに、自分の体細胞からｉＰＳ細胞を作製し、さらにそれを精子へと分化させれば、第三者から提供してもらわずとも、女性は一人でこどもをつくることが可能である。そのような方法が社会的に認可されるか否かは倫理的・法的問題だけ、という時代もそう遠くはないはずだ。

さらに言うと、ヒトクローン問題も絡んでくる。すでに哺乳類でクローン（この場合は体細胞クローン）作製が成功しており、ヒトクローンを作製することは理論的に十分可能な話である。否、すでに作製に成功したと宣言した宗教団体もあった。

このヒトクローン作製問題は、私見では、おそらく不妊の解決策として将来論じられてくる可能性が高い。不妊に悩むカップルに、クローンのこどもを持たせて善いか否かといった問題として必ずや浮上してくるだろう。

そして冷静にクローン問題を考えてみると、クローンは未受精卵（卵子）の核を除き、そこに体細胞の核を移植して作製するのだから、未受精卵（卵子）をもともと有する女性は、男性なしに自分のクローンを作れる。だからヒトクローンの作製が認可されれば、「自分のためのこども」という発想に拍車がかかることは間違いないのである。

男性が不要の時代が到来するだろうか。いやそれよりも早く、男性が自分の体細胞から作製したｉＰＳ細胞を使って卵子や子宮を作り、子宮を自らの身体に移植して、自分のこどもをつくる時代が来るかもしれない。女性不要の時代だ。単為生殖の時代と述べたほうが的確だろうか。

以上のような話はまだ空想の域を出ていないが、生命倫理を日常に引き寄せて考えるうえでは避けて通れない空想であり、検討しておくべき空想でもある。そして確実に言えることは、こういった近未来的空想が孕む倫理問題は、生命倫理学の範囲内だけで考えていては到底解決できないということだ。生物とは何か、生殖とは何か、生まれてくる（誕生）とはどういうことか、こどもとはどういう存在か、生に優劣はあるのか、人間の尊厳とは何か、そもそも我々はどういう社会をつくり上げたいのか、そういった原理的考察、換言すれば、哲学的・倫理的考察なしに解決の糸口は見つからないだろう。

主要参考文献

河合蘭『卵子老化の真実』文藝春秋、二〇一三年
河合蘭『出生前診断　出産ジャーナリストが見つめた現状と未来』朝日新聞出版、二〇一五年
長沖暁子編著『ＡＩＤで生まれるということ』萬書房、二〇一四年
スウェーデン「人工授精法」菱木昭八朗訳　http://www.senshu-u.ac.jp/School/horitu/researchcluster/hishiki/hishiki_db/ivf.reform.8.html
厚生科学審議会・生殖補助医療部会「精子・卵子・胚の提供等による生殖補助医療制度の整備に関する報告書」二〇〇三年
日本産科婦人科学会ＨＰ　http://www.jsog.or.jp/
日本生殖医学会ＨＰ http://www.jsrm.or.jp/
諏訪マタニティクリニックＨＰ http://e-smc.jp/
カント『道徳形而上学原論』篠田英雄訳、岩波書店、一九六〇年
ミル『自由論』山岡洋一訳、光文社、二〇〇六年

第7章　希釈された危険性をどのように扱えばよいのか
低線量被曝、医学と医療の区別、IC、生命倫理四原則、ポスト三・一一の生命倫理

1　低線量被曝という現実

二〇一一年三月一一日の東日本大震災。それに伴う福島第一原発事故。あれだけ鮮烈に焼きついた記憶も徐々に薄れてきている。

私が教えている大学の教養ゼミで、学生に「東日本大震災が起きた時、どこで何をしていたのか」と問うことがある。震災から数年間は「自分はその時、高校生だった」と言いながら振り返る学生が多かったが、次第に「自分はその時、中学生」と述べる学生が増え、そしてついに「自分は小学生だった」と語る学生が登場してきた。そのうち「記憶にない」「歴史の教科書で習った」と述べる学生ばかりになるだろう。少しずつではあるが、我々の社会から三・一一を記憶する人が減っている。

東日本大震災は、地震、津波、そして原発事故の複合災害だった。地震と津波は、起きた時点

が災害の度合いのピークであり、あとは時間の経過とともに沈静化していく。一方で、今回の原発事故は、起きた時点でこそ死者は出なかったが、その後も長く燻り続けている。「先の三つの災害の中で最も深刻な被害を与えた災害は何か」というアンケート調査がある（広瀬忠弘の調査）。それによると、死者数の比較だけならば津波による死者が圧倒的に多いにもかかわらず、原発災害が深刻と答えた人の割合が最も高い。

では、なぜ原発事故は深刻なのだろうか。私見では、二つの不信を社会にもたらしたからではないかと思われる。

一つは、人間への不信だ。地震と津波はいわば天災・自然災害であるから、どんなにその規模が大きくても、責任を問うことができない。もちろん、東日本大震災の地震や津波が、人の手をまったく介さない純粋な天災かと言えば、違うだろう。防潮堤があればとか、避難指示が徹底していればというように、いくらでも人為的に防ぐ可能性はあった。しかし、自然の猛威に人間が抵抗する術にはしょせん限界がある。根本的なところで天災は、運が悪かったと諦めるしかない性質をもっている。

では、原発災害はどうかといえば、これは紛れもなく人災だろう。原発は、太陽光発電や風力発電のように自然の威力をそのまま利用したエネルギーではない。自然を人為的に変化させて作るエネルギーである。だから、その安全管理は人間が負うべきであって、人間以外のものに責任を帰すことはできない。地震や津波は、たとえ人間が絶滅しても繰り返されるだろうが、原発事故は人間がいなければ決して起こらない。その意味で、今回の事故が仮に「想定外だった」としても、そのことが人災であることを否定する理由にはならない。

そしてもう一つの不信は、未来への不信である。先に触れたように、地震や津波は起きた時点の被害がピークであり、以後、被害は減少していく。それらの災害は今となっては過去の出来事であるから、今後被害が拡大化していくことは考えにくい。対して、原発災害はどうかと言えば、同様の災害が世界で数例しかないことも手伝って、まだこれからどうなるかわからない不気味さを漂わせている。格納容器の燃料デブリを取り出す作業の際に再臨界が起こるのではないか、帰還困難区域はどうなっていくのかなど、安心した未来を迎えられるのかという不信が募る。その不信の一因になっているのが、低線量被曝の問題だ。

そこで、以下では、東日本大震災によってもたらされた低線量被曝の問題を、生命倫理の課題として受け止めて考察することにしよう。

低線量被曝の定義をまず把握しておこう。高線量で放射線を浴びれば様々な障害が現われたり、場合によっては死に至ることはよく知られている。五〇〇ミリシーベルト以上の被曝をすれば白血球は減少していき、四〇〇〇ミリシーベルトを全身に浴びると被曝した人の半数は死亡する。しかし、一〇〇あるいは二〇〇ミリシーベルト以下では、被曝による傷害や疾病なのか、それとも被曝とは関係ない傷害や疾病なのかの区別がつきにくくなる。そこで一般的には、一〇〇あるいは二〇〇ミリシーベルト以下の放射線量を浴びることが「低線量被曝」と呼ばれる。自然界にも放射性物質は存在しており、我々は自然放射線による被曝を受けているが、その世界平均値は二・四ミリシーベルトなので、自然放射線による被曝はまさに低線量被曝である。また医療で使われるＣＴやＰＥＴによる被曝もすべて低線量被曝の範囲内だ。

しかし、いくら低線量被曝であれ、一定の線量を受け続けると、例えば癌の発生などのように、人体に対して何らかの悪影響があるのではないかという疑念がわく。これは不自然なことではない。現に、閾値なし直線仮説（LNT）によれば、線量と癌の発生率は低線量であっても比例し、放射線被曝に関して絶対的に安全な放射線量というものは存在しない。国際放射線防護委員会（ICRP）は、この考え方に立脚して、ＡＬＡＲＡ（As Low As Reasonably Achievable）原則を提唱している。ＡＬＡＲＡとは、放射線被曝は「合理的に達成可能な限り低くする」という意味だ。安全な放射線量がないのだから、被曝は低ければ低いほどいいことになる。その一方で、閾値があり、ある一定以下の被曝ならば人体への悪影響はないという仮説もある。この考え方に基づけば、低線量被曝は閾値以下の被曝に過ぎないため、身体に悪影響を及ぼすとは考えにくく、その危険性を殊更に強調するのはバカげたことになる。重要なのは、どちらも「仮説」であり、まったく内容が異なる仮説が併存しているという点だ。

ところで、低線量被曝が人体に対して悪影響を及ぼすか否かといった医学上の問題はいったん脇に置いておき、現状に目をやると、三・一一以後、福島周辺でこどもの甲状腺がんが多数報告されていることは事実である。その実態を把握しておこう。

福島第一原発事故による放射線の人体への影響を調査するため、福島県では「県民健康調査」が進行中である。対象となるのは、原発事故当時、福島県に居住していたすべての人だ。放射線の人体への影響は、大人よりもこどもの方が大きいことが一般的に知られており、チェルノブイリ原発事故後には内部被曝によるこどもの甲状腺がんが多発した。そのため、健康調査の一環として、こどもに対しては甲状腺検査も実施されている。甲状腺検査の対象は、事故当時、概ね〇歳から一八歳までだったこどもである。

この甲状腺検査は、こどもたちに甲状腺がんがどのくらい発生しているのかの実態を把握するための調査であるが、原発事故が原因でがんが発生したことを立証するためには、当然ながら、原発事故以前の段階ですでにがんだったこどもは別に扱わなければならない。そこで甲状腺検査では、二〇一一年一〇月から二〇一四年三月まで先行検査（一回目）を行って現状を把握し、その後に、先行検査と比較するための本格検査をスタートさせた。本格検査は、二回目検査が二〇一四年四月から二〇一六年三月まで、三回目検査が二〇一六年四月から二〇一八年三月まで行われ、現在は四回目の検査に入っている。

以上の調査の結果どのようなことが分かったかというと（以下、何れも二〇一七年一二月末日現在）、まず先行検査では約三七万人が検査を受け、細胞診などを経て最終的にがんと確定したこどもが一〇一人、がんの疑いありが一四人であった。この中にはもちろん原発事故以前からがんを罹患していたこどもも含まれる。二回目の本格検査では、約二七万人が受診し、がんと確定したこどもが五二人、がんの疑いが一九人となった。三回目検査では二〇万人が受診し、がんと確定したのは七人、疑いが三人である。以上の検査を合計すると、がんが確定したこどもは一六〇人にのぼる。

これだけのデータからすれば、甲状腺がんに罹患したこどもの割合は、一見高いように思われるが、本当に高いのか否かについては、原発事故の影響が考えられない地域と比較してみなければわからない。しかし、その比較は非常に難しい。というのは、スクリーニング効果や過剰診断の可能性が否定しきれないからである。スクリーニング効果とは、日本学術会議臨床医学委員会放射線防護・リスクマネジメント分科会の報告書によれば、バイアスの一つであり「スクリーニング検査を実施することにより、スクリーニング検査を実施しない時と比べ、その対象集団における疾病を有している割合（有病率）が高くなること」を指す。

要するに、福島県のこどもの甲状腺がんの有病率と福島県以外のこどもの甲状腺がんの有病率を比較する場合、こどもの甲状腺がんの有病率以外の条件が同じでなければ正確なことは言えないが、それが不可能であるため、どうしてもバイアスがかかった結論にしかならないということだ。福島県の今回の調査は、すべてのこどもを対象にした甲状腺検査を行っているが、それと同等の検査はどの都道府県でも行われていない。通例、こどもの甲状腺がんが発覚するのは、こども自身に自覚症状があったり、親が異常に気が付いたり、健診によって医師から指摘されたりして初めて発覚するものだから、そういった気付きがなければ、患者としてカウントされない。ということは、福島県以外の地域では実際はがんに罹っているにもかかわらず、それが発見されないまま過ごしているこどもが一定数いるということだ。その潜在的な罹患者数が入らないデータを福島県のデータと比較しても正確な比較にはならず、当然ながら、すべてのこどもを検査している福島県の有病率は高く出てしまう。これがスクリーニング効果である。

さらに言うと、甲状腺がんは他の固形がんと比べると、比較的予後が良好ながんとして知られている。手術や化学療法のような治療には必ずリスクが伴うわけだから、そのリスクを冒すよりも経過観察した方がよい場合がある。にもかかわらず、すべてのこどもを対象にして、甲状腺がんを発見しようとする福島県の検査では、こどもの生命に直接影響を与えないような、微小で、おとなしいがんまでも掬い上げてしまってないか、とも考えられる。これが過剰診断だ。

以上のような比較上の困難があるなかで、県民健康調査検討委員会の甲状腺検査評価部会は一回目の検査結果を受けて「原発事故の影響とは考えにくい」との中間報告をした。だが、本当に原発事故の影響がないかどうかは、今後の進展を観察していかないと軽々には判断できないだろう、と私は思う。つまり、「原発事故の影響がある」という断定はできないが、「原発事故の影響がない」とも言えないはずなのである。

検討委員会の判断は、どうも早計すぎる。その証拠に、例えば二回目の甲状腺検査の報告の際に、検討委員会は、事故後に出生したこどもではまだ甲状腺がんが見つかっていないことを理由に「放射線の影響とは考えにくい」と発言したが、その後、事故後に生まれた五歳のこどもの甲状腺がんが発見されているからだ（二〇一六年六月七日『福島民友』）。

さらに付け加えると、疫学を専門とする津田敏秀によれば、甲状腺検査の二〇一四年一二月三一日時点での結果をもとにして日本全国の平均発症率と比較すると、福島県のこどもの甲状腺がんの発症率は約二〇から五〇倍高い。甲状腺検査ではその後も甲状腺がんのこどもが多数見つかっているので、この論文の分析が正しければ、現在はもっと発症率が高いという結論になるだろう。このような指摘がある中で「放射線の影響とは考えにくい」と言い切れるだろうか。

ただ注意しておかなければならないのは、津田の指摘は極めて重要だが、疫学研究で指摘できるのは、相関の高さ、ないしは、オッズ比の高さであり、因果性ではないということである。福島県民の甲状腺がんの発症率が他の地域住民の発症率よりも高いことが言えたとしても、そのことから原発事故によって放出された放射性物質が甲状腺がんを引き起こしたことまでは帰結できない。もしかしたら住民のストレスや他の化学物質が原因で甲状腺がんが発症しているかもしれないからだ。

と、このように考えてくると、原発事故によって放出された放射性物質が、人体に対する低線量被曝をもたらし、さらにその被曝によって甲状腺がんが引き起こされたという因果性を医学的に証明することは、不可能とまではいわないが、かなり難しいことがわかる。医学が低線量被曝という現実に十分に対処できていないのである。

それを如実に表すかのように、低線量被曝に関しては、相反するエビデンス（科学的根拠）が併存している。放射性ホルミシスとペトカウ効果だ。前者は、低線量被曝は人体に悪影響を及ぼすどころか、むしろ健康を促進するという考え方である。ラドン温泉などが好まれるのはこれをエビデンスとするからだ。一方のペトカウ効果は、高線量被曝で数回被曝するよりも低線量被曝で長く被曝するほうがリスクは高いという考え方である。二つのエビデンスのどちらが正しいかについては、いまだに論争が続いている。

なぜこのようなことが起きるのだろうか。そして、相反するエビデンスが併存する状況で生命倫理学には何が求められるのかを次に見ていくことにしよう。

2　医学と医療の違い、そしてエビデンスの分類と限界

少し遠回りになるかもしれないが、大切な事柄なので、まず医学と医療の違いについて考えてみよう。日常生活のなかで我々は両者をあまり意識して使い分けていないが、両者の区別は倫理学的にはとても重要なことだ。

医学（medicine）とは、医に関する学問のことである。学問は、どのような学問でも同じだが、研究をすることだ。そして研究とは、特に自然科学系（理学）の場合、未知の普遍的真理・法則を発見することに他ならない。特定の地域や特定の時代にしか通用しないような個別（特殊）性の追究は人文系の学問ではあり得るが、自然科学系では基本的にあり得ない。「いつ、どこでも」通用する真理の探究がなされる。自然科学の一つである医学でも事情は同じだ。人体は複雑で個体差も大きいが、そのなかでより多くの人に効果のある薬や技術の探究が求められてくる。研究に失敗はつきものだが、試行錯誤を繰り返しながら、エビデンスを構築し、集積していくことが医学である。

一方、医療（medical practice）とは、診療、治療のことである。診療・治療とは、目の前の患者が何の病気に罹っているのかを的確に判断し、その病気を治すことだ。だから、それはある意味で、個別性の追求だといえる。ある薬に、多くの人の病気を治すというエビデンスがあっても、その

薬が目の前の患者に効かなければ、患者には意味がない。医者は、集積されたエビデンスのなかから別のエビデンスを探しだし、その患者に合う治療法を最終的に見つけ、その患者を治すことが求められる。

このように医学と医療を区別して説明すると、医学・医療の現実をよく知る医者ほど、次のような疑問を投げかけてくる。「そんなに明確には区別できないよ」と。確かに、その疑問はあながち間違いとは言えない。

例えば治験《ちけん》を考えてみよう。治験とは臨床研究の一つであり、簡単に言えば、厚生労働省への申請・認可を目的として、安全性や有効性が立証されていない被験物質（まだ承認されていないので「薬」とは呼べない）を被験者に投与する人体実験のことを指す。例えばいま、がんの治験が行われたとしよう。あるがん患者がその治験に被験者として参加するということは医学研究の対象になることを意味するが、一方で、その被験物質でがんが縮小する効果が出ればその患者にとっては治療されたのと同じ意味になる。確かに、これだけの事実からすれば、両者は区別できないように思われる。治験には、医学の側面と医療の側面の両方が含まれるからだ。

しかし、ここからが肝要なのだが、「区別できない」ことは「区別しなくてもいい」ことを必ずしも意味しない。医学と医療が事実として区別できないならば、なおさら両者は倫理（規範）としては区別しておかなければならない。というのは、仮に医学と医療が区別されないままだと、医者は患者に対して医療という名のもとで医学研究をすることができてしまうからだ。実際に医者がそういうことをしてきた歴史は山ほどある。だから医学と医療を倫理的に区別しておくことは生命倫理学の出発点である。

以上の話は、インフォームド・コンセントに関しても当てはまる。「インフォームド・コンセント」と一口に言っても、実は、医学のインフォームド・コンセントと医療のインフォームド・コンセントは別々の経緯で定着してきた。もちろん、その内実も異なる。

医学のインフォームド・コンセントは、ナチス・ドイツが第二次世界大戦中に行った無断人体実験への反省から生まれてきた。戦後、連合国が戦争犯罪を裁くための国際軍事裁判がニュルンベルクで開かれたことは有名だ。その裁判の後、一九四六年から四七年にかけて、さらにアメリカ軍は単独で一二の裁判、ニュルンベルク継続裁判を行う。その一つが医師裁判である。この裁判によってナチス・ドイツの安楽死計画（T４作戦）や凄惨な人体実験が明らかになり、ヒトラーの主治医であったカール・ブラントら七名が死刑に処せられている。その裁判の判決から生まれたのが「ニュルンベルク綱領」（一九四七）だ。ニュルンベルク綱領は一〇項目からなり、冒頭に「被験者の自発的な同意は絶対的に必要なものである」と書かれている。これが医学のインフォームド・コンセントの始まりである。この同意要件を、のちに世界医師会は臨床研究の倫理的規範を定めた「ヘルシンキ宣言」（一九六四）に採り入れていく。因みに「インフォームド・コンセント」という用語が初めて明示されたのは一九七五年東京改訂の時である。

医学研究は科学的探究であるから、医者は研究が様々なバイアスによって事実が歪められないよう予め配慮しなければならない。何の目的で、どういう実験を、どのような形で行うのかを事細かに書いた研究計画書のことを「プロトコル」と呼ぶが、そのプロトコルに従って臨床研究は順々に進められていかなければならない。だから、その臨床研究に協力しようとする被験者が、例えば、「自分には偽薬（プラセボ）を割り当てないで欲しい」と訴えても、その要請を受け入れることはできない。逐一そのような願いを受け入れてしまうと、科学性が担保されなくなり、エビデンスの信頼性が低下してしまうからだ。被験者は、医師が提示するプロトコルの内容に納得がいかなければ協力しないでいい。それで終わり、なのである。つまり、医学のインフォームド・コンセントでは、「医師が説明し、被験者が同意する」という形になっている。

さてもう一方の医療のインフォームド・コンセントはどうかと言うと、主にアメリカでの医療裁判の判例の集積から定着してきた歴史をもっている。詳細は省くが、患者の同意を越えての手術は違法であることを述べた一九〇五年のモーア判決、患者の自己決定権を認めた一九一四年のシュレンドルフ判決などを経て徐々に定着していき、最終的に「インフォームド・コンセント」の概念が裁判で示されたのは一九五七年のサルゴ判決であった。このように、医療のインフォームド・コンセントは、患者個々人の権利獲得のための訴訟から積み上げられてきた歴史をもっている。

ここで「Informed Consent」という英語に改めて着目してほしい。「Informed」は受動形（過去分詞）になっている。これは意外と重要なことであり、正確に日本語に訳すと「説明を受けた」になる。ならば、説明を受けるのは誰か。もちろん患者である。そして同意するのは誰か。これも患者だ。つまり、「Informed Consent」は患者の視点に立った概念なのであり、そこに医者の視点を割り込ませるのはおかしい。

日本では、一九九〇年に日本医師会が『「説明と同意」についての報告』を出し、その中で「インフォームド・コンセントとは、説明と同意のことである」と規定して以来、「説明と同意」という翻訳語が使われてきたが、本来は「説明を受けたうえでの同意」という患者視線の訳が的確なのであって、「説明と同意」は少なくとも医療においては間違っている。だが、医学においては、「医者が説明し、被験者が同意する」という構図が正しい。推測の域を出ないが、「インフォームド・コンセント」を最初に訳した、日本医師会の翻訳担当者の頭の中には医学モデルがあったのではないだろうか。

医療のインフォームド・コンセントにおいて、「コンセント＝同意」ばかりが強調されるのも実は奇妙である。患者自身が納得できないならば、説明を十分受けたうえで拒否する（インフォームド・リフューザル）のでもまったく構わない。医療においては、医者が病状や病期、治療法などを十分に説明し、患者も自分の考えや価値観、そして生活環境などについて十分に説明し、対話を何度も繰り返しながら、最終的に両者が納得する治療法が選ばれることが肝要だ。説明を受けたうえでの選択（インフォームド・チョイス）、説明を受けたうえでの決断（インフォームド・ディシジョン）といった表現がもっと一般的になるべきなのだ。そうでないと、一度医者にかかったら「コンセント＝同意」しなければいけないように感じてしまう患者も多いのではないだろうか。

以上、医学と医療の違いをインフォームド・コンセントにまで言及しながら述べたので前置きが長くなったが、違いが把握できただろうか。二つの違いを理解するだけでも厄介なことだが、医事法の研究者である唄孝一によれば、治療行為、実験（治験）、臓器摘出、予防衛生の四つのインフォームド・コンセントが区別されるべきだという。興味があったら考えてみてほしい。

さて、問題は、放射性ホルミシスとペトカウ効果のように、相反するエビデンスが併存する状況がなぜ生まれてきたのかであった。そこで医学の話に戻るが、医学研究は、大別すると、基礎研究と臨床研究に分かれる。「基礎」と言えば、普通は「応用」が対置される概念になるが、医学においては「応用研究」という言い方は普通なされない。臨床研究の「臨床（clinical）」は、ギリシア語でベッドを意味する「クリネー」に由来する概念で、まさに「ベッドに臨んで」行われる研究というのが原義だが、要は、人を対象にした研究はすべて臨床研究と呼ばれる。

基礎研究は、さらに細かく見ていくと、実験装置を使ったｉｎ ｖｉｔｒｏ研究と生体を使ったｉｎ ｖｉｖｏ研究とに分かれる。ｉｎ ｖｉｔｒｏとは「試験管の中で」という意味であり、ｉｎ ｖｉｖｏとは「生体の中で」の意味である。

例えばｉＰＳ細胞をつくるとか、抗がん剤の候補物質の有効性をがん細胞やがん組織を使って実験する研究は、すべて人工的な環境のもとで行われるのでｉｎ ｖｉｔｒｏ研究である。言うまでもないが、「試験管」という表現は象徴的に使われているだけなので、ビーカー、シャーレ、フラスコなどを使っても、すべてｉｎ ｖｉｔｒｏ研究である。ただコンピュータを使う実験は別にｉｎ ｓｉｌｉｃｏ研究と呼ばれる。

ｉｎ ｖｉｔｒｏで期待通りの研究成果が出ると、次は生体で研究するｉｎ ｖｉｖｏ研究に移るが、ここでいう生体は動物のことを指す。マウスやラットなどのような実験動物を使って、ｉＰＳ細胞から分化させた腎臓細胞が生着するかどうかを確かめたり、薬の候補物質が生体内でも有効に働くかなどの実験を行う。

動物実験で人間のために犠牲になる動物は相当数いるが、動物といっても痛覚があるので、できる限り実験動物の数を減少させていくことが近年では望まれている。一九九九年にイタリアで「ボローニャ宣言」が採択され、３Ｒを進めていくことが宣言に盛り込まれた。３Ｒとは、代替（Replacement）、削減（Reduction）、改善（Refinement）の頭文字から取られており、要するに、動物実験をしないで済むならばできる限り他の手段に替えていき（代替）、実験動物の数は極力減らし（削減）、仮に実験に使うとしても苦痛を感じさせない状況へとつくり変える（改善）ことが求められている。

さて、動物実験で望む結果が出たとしよう。すると、今度は人体を使った実験、臨床研究へと進んでいく。「人体を使った実験」という言い方をすると、「人体実験などけしからん」と感じる人もいると思うが、臨床研究は医学研究では絶対に欠かせない。動物と人間では代謝などについてもかなりの相違点があるので、むしろ臨床研究をしないで薬を世に出すことの方が何倍も危険である。

臨床研究の方法や内容は実に様々で、ここで詳しく説明することはできない。例えば、治験と呼ばれる薬の候補物質の実験ならば、フェーズI、フェーズII、フェーズIIIと三段階にわたって慎重に研究を進めていく。治験では主に安全性と有効性を確かめるが、どちらの方が大切であろうか。言うまでもないが、安全性だ。有効でない（効かない）薬はこの世にたくさんあるが、安全でない薬は使えないだろう。ということで、人体で安全性を確かめてから有効性を確かめる仕組みになっている。

また、臨床研究の代表的方法には、症例報告（case report）、症例対照研究（case-control study）、ランダム化比較試験（RCT：Randomized Controlled Trial）などがある。症例報告は、最も多く行われている臨床研究であり、例えば同一病院内で同じような症例を集めてそれらの治療や経過がどのようになったかなどをまとめて報告する研究である。現在でも、医学系の学会では多く発表されている。

症例対照研究は、ケース群（症例群）にコントロール群（対照群）を置いて両者を比較する研究である。例えば、ある薬 α を使って血糖値が改善されたとしよう。しかし α がどのくらい有効なのかは、別の薬 β と比較してみなくては実のところわからない。さらに、成功例だけを見ていても有効性はわからない。つまり、α や β を使って改善されなかった症例とも比較してみなければならない。そのような比較の中でそれぞれの起こりやすさを比較し、α の有効性が如何ほどかを科学的に立証していく。症例対照研究では、比較をするための症例を過去に遡って探していく方法を採るが、過去の臨床データを使う研究は後ろ向き研究（retrospective study）と呼ばれる。

ランダム化比較試験（RCT）は、臨床研究のゴールド・スタンダードと言われている。最も信頼性の高い臨床研究ということだ。信頼性が高いということは、バイアスを最大限に排除できることでもある。先ほどの症例対照研究では、過去のデータを使うので、研究者にとって都合のよい臨床データだけを集めてしまうことが起こりかねない。いわゆる選択バイアスである。しかし、ＲＣＴでは、そのようなバイアスが起こらないようにするため、まず被験者となる人を集め、それを二つの群に分け、一つの群には実験で有効性を確かめたい被験物質 α を割り付け（介入群)、もう片方の群には標準薬βを割り付け(対照群)、両者を時間軸に沿って比較していく。研究を始める前に計画書を作成し、以後、一切その計画が任意に変更されないようにする。さらに被験者にも、医者にも、αとβのどちらを割り付けたかを知らせない方法を多くは採る。二重盲検化である。RCTは現在から未来へ向けて研究を進めるが、このような方法は前向き研究(prospective study)と呼ばれる。

以上見てきたように、臨床研究には様々な方法・内容があるが、それらの方法を用いて出された結果が、「エビデンス」である。科学的な方法に則って出された根拠という意味だ。一九九二年に、臨床疫学分野の医者であるゴードン・ガイアットとデビッド・ザケットがEBMの誕生を高らかに謳う論文を書いた(JAMA, 268:2420-5)。EBMとはEvidence-Based Medicineの略で、「科学的根拠にもとづいた医学」という意味である。それは、経験的な勘や昔の医療知識に頼るのではなく、最新の臨床研究から得られたエビデンスを適切に反映させて医学や医療を進めていくという宣言であった。同年に、イギリスのNHS(National Health Service)が主体となってコクラン共同計画が始まり、現在、コクラン共同計画が世界中から集まるエビデンスを評価、分類、そして公開している。

エビデンスといっても、実は、臨床研究の方法が様々あるため信頼度には差がある。それを分類し、どの種類のエビデンスが最も信頼されるに足るのかをわかりやすく示したのが次の図である。

図表 7-1　エビデンスの分類（AHCPR）

1a.	ランダム化比較試験（RCT）のメタアナリシスから得られたエビデンス
1b.	少なくとも一つ以上の RCT から得られたエビデンス
2a.	ランダム化されていないが，よくデザインされた，少なくとも一つ以上の対照比較研究から得られたエビデンス
2b.	その他のよくデザインされた，少なくとも一つ以上の準実験的研究から得られたエビデンス
3.	比較研究，相関研究，症例研究などのような，よくデザインされた非実験的記述研究から得られたエビデンス
4.	専門委員会の報告や意見，かつ／あるいは，尊敬に値する権威者の臨床経験から得られたエビデンス

Agency for Health Care Policy and Research（AHCPR）

図表七－一を見てほしい。１ａが最も信頼度が高く４が最も低い。よく医学界の権威者が自分の臨床経験から得た見解を自信ありげに述べたりするが、その見解が個人的な体験談に基づくものである限り、それはエビデンスの一つにはなり得ても、信頼度が最も低い４に分類される。信頼度が最も高い１ａと１ｂにはＲＣＴが分類されていることに気付いただろうか。１ａのメタアナリシスとは、ＲＣＴで得られた結果を統合して、それをさらに分析したものであるから、臨床研究の方法としてはＲＣＴが最も優れていることがわかる。

低線量被曝の話に戻ろう。低線量被曝に関するエビデンスはたくさんあるが、それらはすべて２以下である。例えば、チェルノブイリ原発事故後の臨床データを用いた研究、広島や長崎原爆投下後のＡＢＣＣ（原爆傷害調査委員会）由来の臨床データなどは、事故後や爆発後に生じた症例を後から分析したものであるから、後ろ向き研究となり、２以下になる。なぜ２以下のエビデンスしかないかと言えば、被験者に長期間低線量放射線を浴び続けてもらうＲＣＴが倫理的にできないからだ。放射性ホルミシスの考え方によれば、低線量被曝は健康を増進するのだから、喜んで浴び続けたがる被験者もいるだろうと思うかもしれないが、そのような人たちばかりを介入群にすると、それはそれで選択バイアスになってしまい、信頼度が下がる。

ＲＣＴが倫理的に実行不可能ということは、低線量被曝について最も信頼できるエビデンスを我々は永久に知りえないということである。むしろ生命倫理学的に言えば、１ｂレベル以上のエビデンスがない方が望ましい。そして実際に２以下のエビデンスしかないために、相反するエビデンスが構築されてしまうのである。そういう状況では、相手のエビデンスにバイアスがかかっていることを批判する泥仕合へと陥っていきかねない。

三・一一の後、放射線や原発などをめぐる言説では「正しく怖がることが大切」という表現がよく聞かれるようになった。この表現は、おそらく、寺田寅彦が『小爆発二件』（一九三七）で述べた「ものをこわがらな過ぎたり、こわがり過ぎたりするのはやさしいが、正当にこわがることはなかなかむつかしいことだと思われた」に由来するのだろう。確かに、感情は極端に走る傾向がある。だからこそ感情に言葉を与えるのではなく、科学的根拠に立脚してものを言う姿勢を培うことは大切だ。それは十分によくわかる。

だが、科学は万能ではない。このことを我々はもう一度認識しなければならない。世の中、科学で解明されていないことはたくさんある。科学が正しさを立証できているならば「正しく怖がること」は可能だが、科学が立証できていなければ「正しく怖がる」ことは不可能だろう。低線量被曝の問題は、まさにそういう場合、我々がどうすればいいのかを問いかけている。次節では、科学的正しさとは別の正しさ、社会的な正しさについて考えていくことにしよう。

3　科学と社会の協働と生命倫理

アルヴィン・ワインバーグ（1915-2006）というアメリカの核物理学者がいる。オークリッジ国立研究所の所長を務めた人物だ。オークリッジ国立研究所は、かつて、原子爆弾を製造したマンハッタン計画の際に建設された研究所であった。ワインバーグは、つまり、アメリカの科学・技術研究の中枢にいたわけだが、同時に、科学・技術で解けない問題にも敏感であった。

一九七二年、ワインバーグは「サイエンスとトランス・サイエンス」と題した論文の中で「トランス・サイエンス」という概念を提唱した。「トランス・サイエンス」とは「科学を超えるもの」の意味である。間違えないでほしいのは、ワインバーグは、サイエンス（科学）とトランス・サイエンス（科学を超えるもの）を分けて、前者を事実の問題、後者を規範や価値の問題というような、よくある分類を繰り返したのではない。事実の問題でありながらも、科学の用語で書かれていながらも、科学では解けない問題があることを指摘し、それを「トランス・サイエンス」と名付けたのである。そして、その例として挙げたのが、原発事故の確率の問題、低線量被曝の生物学的影響などであった。低線量被曝は、前節でみたように、基本的には医学の問題である。それが悪影響を及ぼすか否かについて発表された論文は、すべて医学の言葉で書かれている。にもかかわらず、それは医学で解決できない、とワインバーグは考えたわけだ。

トランス・サイエンス的問題とは、「科学なしでは解けないが、科学だけでは解けない問題」あるいは「科学によって問うことはできるが、科学で答えることができない問題」とまとめられる。では、そのようなトランス・サイエンス的問題に対して我々はどうすればいいのだろうか。ワインバーグの答えは、社会全体で討議して決定するしかないというものだった。以上の流れを受けて、近年、科学・技術と社会との相互的な関わりを考える、社会科学技術論（STS）という新しい学際的分野が登場してきた。社会科学技術論では、まさにワインバーグが遺したトランス・サイエンス的問題を社会の中で討議して、どのように解決へと導いていくのかが研究されている。そこで、その考え方を参考にしながら思考を進めてみよう。

科学・技術と社会との関わりは何も近年になって突然意識されるようになったわけではない。先に言及したマンハッタン計画では原子爆弾が開発・製造されて、それらが実際に広島と長崎に投下されてしまったわけだが、この出来事は、科学・技術と社会との関わりを考えさせるものであり、原子爆弾の開発・製造に手を貸した科学・技術者の社会的責任を人々に意識させた。

哲学者のバートランド・ラッセル（1872-1970）と理論物理学者のアルバート・アインシュタイン（1879-1955）は、一九五五年、一一人の連名で「ラッセル・アインシュタイン宣言」を公表した。この宣言は、アインシュタインが亡くなる直前に賛同したものであったため、アインシュタインの遺言とも言われるが、そこで訴えられた内容は、核兵器の廃絶と科学・技術の平和利用だった。さらに、その宣言に呼応して、一九五七年にはカナダに世界から名だたる科学者が集結し、核兵器と戦争の廃絶を目指す科学者会議「パグウォッシュ会議」が開かれた。もはや科学・技術は社会と切り離しては考えられず、科学・技術が社会へ及ぼす多大な影響を科学者自身が十分に認識しないと、核戦争によって世界が破滅する危険性があることが痛烈に意識され始めたのである。

科学者や技術者に社会的責任があることは、現代でも共有されていると私は思う。大学の研究者は、自分自身の研究とともに、社会への責任を果たそうとして、アウトリーチ活動や一般市民向けの啓発活動を行っている。しかし、そのような活動は、多くの場合、上から目線で行われることが多く、次のような考えを前提にしているように思われる。「科学においては最先端の研究をする科学者だけが知り得る正しさがあるが、素人は科学的な知識が欠如しているから、正しい判断ができずに、無用の恐れや不安を抱きやすい。だから、啓発・教育をして、正しい科学的知識を与えさえすれば、彼らは科学技術を受け容れ、肯定するようになるのだ」。

科学技術社会論では、以上のような見方を固陋《ころう》な科学者のものとみなし、「欠如モデル（Deficit Model）」と呼んで批判する。つまり、科学者は正しい知識を持ち合わせている専門家なので正しい判断ができるが、素人は正しい知識を欠如しているから否定的な感情に囚われるのだという見方はもはや通用しない、と考える。欠如モデルが提示する見方は、専門家と一般人の知識量に格差があった時代、情報量そのものが少なかった時代にはまだ通用したが、現代にはそぐわないと考えるのである。

確かに、欠如モデルは現代に合っていないばかりでなく、いささか論理の飛躍がある。

第一に、素人の知識不足が正しい判断を妨げると考えているが、そもそも、すべての人が、ありとあらゆる分野について知識を高めることはできないだろう。時間、理解能力など様々な限界・制約があるからだ。素人の知識不足を嘆く専門家だって、自分の専門以外のことに関しては知識が足りないはずだ。ならば、すべての人をすべての分野において専門家並みに鍛え上げるのではなく、社会は、多くの素人によって構成されていることを事実として受けとめ、その状況のなかでどのように意志決定すべきかを考えるべきではないか。

第二に、ある素人が、たとえある特定分野の無知を克服して十分な知識を得たとしても、必ずしも当の問題の肯定にはつながらないと考えられる。例えば、素人が遺伝子組み換え（GM）作物や原発についての科学的知識を十分に得たら、本当にそれらの問題に対してみな肯定的になるのだろうか。この疑問に関しては、社会実験などがなされ、科学的知識の増加と肯定的態度には相関がないことが証明されていった（Bucchi など）。ＧＭ作物や原発に対する賛成あるいは反対といった態度は、単に知識の多寡で決まるものではなく、性格だとか、身近な人からの影響だとか、様々な要因で決定されるものだ。

そして最後に、専門家である科学者自身が本当に正しい判断ができるのか、という疑問が挙げられる。現代社会において科学・技術が絡む問題の多くは、トランス・サイエンス的様相を帯びており、低線量被曝問題のように、科学的なエビデンスが一つに定まらない（不定性）ことをむしろ特徴とする。ＢＳＥ（牛海綿状脳症）問題、いわゆる「狂牛病」の問題もその一つだ。プリオンというたんぱく質が原因であることが科学的に指摘されているが、それも一つの説に過ぎない。さらに言えば、ＢＳＥ牛を人間が食べて安全かどうか、人間のクロイツフェルト・ヤコブ病との関連性などはまだ十分に解明できていない。つまり、科学者でも正しい判断が難しい問題がたくさんある。他にも、体細胞クローン家畜由来食品の安全性、地球温暖化など、挙げだしたらきりがない。

以上から理解できることは、現代のトランス・サイエンス的問題に対処していくためには、次のようなことを考慮に入れなければならないということだ。科学者はもちろんだが社会において圧倒的割合を占める素人の判断も重要視すること、問題解決のためには知識の多寡だけでなく総合的な視点が必要であること、そして科学でも正解が一つに定まらないことがあることを念頭に置きながら問題解決の道を探ること、の三点である。これらを考慮に入れながら、たとえ科学的正しさが定まらなくても、社会のなかで合意形成し、その合意形成をもって社会的な正しさとみなそうとする動きが始まっている。デンマークで一九八〇年台半ばに始まった市民コンセンサス会議などはその代表例である。

藤垣裕子によれば、合理性には科学的合理性と社会的合理性の二つの合理性があるという(『専門知と公共性』)。科学的合理性とは自然科学的な正しさであり、自然科学の各専門分野(物理、化学、生物学、建築学、医学など)の専門家が個別に示す合理性のことである。専門家でなければ解らないことは世の中にたくさんあるので、この合理性の価値は現代でも減じてはいない。先に述べたが、トランス・サイエンス的な問題とは「科学なしでは解けないが、科学だけでは解けない問題」のことだが、その解決を目指すにあたっても「科学なしでは解けない」わけだから、科学的合理性は必要とされる。

ただ、それだけでは不十分だと認識されたときに求められてくるのが社会的合理性である。社会的合理性とは、社会を構成する様々なステークホルダー(利害関係者)が集まって討議しながら決めていく合理性のことである。科学者や技術者はもちろんのこと、法律家、倫理の専門家、地域住民、消費者、素人などの意見を総合しながら、共同体としての合理性を決めていくのが社会的合理性だ。例えば、低線量被曝の問題でいえば、人体のリスクの許容量を科学的なエビデンスに基づき決めるのは科学的合理性であるが、どれだけのリスクを我々の社会は許容するかを討議しながら決めるのは社会的合理性だ。

ところで、トランス・サイエンス的問題について述べてきたが、実は、生命倫理学が誕生してきた歴史も以上の流れの中にある。

日本語の「生命倫理学」は“bioethics”の訳語であるが、これはポッター（1911-2001）が一九七〇年に「生命医学倫理（biomedical ethics）」と対照させる形で造った言葉である。ポッターは、「生き残るための科学（the science of survival）」という意味を込めて「生命倫理学」という概念を造ったとされるが、その根底には、生物学、生態学、医学などを統合する目的があったと言われている。つまり、医学・医療界で起こる諸問題に対処するための倫理ならば、医学・医療倫理学でよかったわけだ。問題が医学・医療界だけでは済まされないという認識があったからこそ、「生命倫理学」という別概念が必要とされた。ということは、このような表現は耳にしないが、生命倫理学は初めから「トランス・メディシン」すなわち「医学（医療）を超えるもの」の方向性を有していたのである。

これまでの各章を振り返ってもらえれば解るように、生命倫理学の誕生以来扱われてきたテーマ、例えば脳死臓器移植、安楽死、代理出産、クローン人間の作製などは、何れも医学・医療だけで解決できるような類の問題ではない。生や死は、医学・医療の特権事項ではなく、日常を生きる我々すべてにとって関わりのある事柄だからだ。ならば、そのようなトランス・メディシン的問題を解決するにあたって、生命倫理学はどのような道具や枠組みを磨き上げてきたのだろうか。次節では、それをもとにして低線量被曝の問題をみていくことにしよう。

4　生命倫理の四原則と予防原則で解決できるか

生命倫理学の分野では、四原則というものがよく知られている。医学・医療に関連する様々な問題に対して、倫理原則をまず決め、それを適用させて問題解決をはかろうという意図のもとに、四原則は少しずつ整備されてきた。

歴史の話を簡単にしておこう。一九七二年に、ジーン・ヘラーという女性ジャーナリストのスクープ記事によって、アメリカのアラバマ州でタスキーギ梅毒実験という無断人体実験が行われていたことが発覚する。梅毒に罹った黒人労働者約四〇〇人が、治療をされないまま放置され、梅毒がどのように人体を蝕んでいくのかが研究がされていた。タスキーギ梅毒実験の恐ろしいところは、「積極的な治療停止」（金森修）という非人道的な内容もさることながら、研究が一九三〇年頃から一九七二年まで約四〇年間も行われ続けていたこと、さらに実験に必要な研究費がアメリカ政府の公的機関である公衆衛生庁（PHS）から出されていたことであった。

この事件を機にアメリカは、医学研究を規制する法と倫理の整備を余儀なくされる。「国家研究法（National Research Act）」という法律が一九七四年に制定され、さらにその法律に基づいて組織された被験者保護全米委員会が「ベルモント・レポート」という、研究倫理においては極めて重要な報告書を出す。そのベルモント・レポートの中で初めて基本的倫理原則として三原則が示された。さらに、その三原則に一つ足して四原則にまとめあげられたものが、T・ビーチャムとJ・チルドレスの『生命医学倫理学の諸原則』（一九七九）において示され、これが現在通用している四原則である。

以上の簡略な経緯からもわかるように、四原則はもともと医学研究に対する倫理原則であり、研究者に対して課される原則であった。が、その後、もっと広く受け止められるようになり、現在は医療における原則としても扱われている。

その四原則は次の通りである。

① パーソン尊重原則（Respect for Persons）

② 善行原則（Beneficence）

③　無危害原則（Non-Malficence）
④　正義原則（Justice）

一つ一つ中身を吟味していくことにしよう。

パーソン尊重原則は、後に自律性尊重原則（Respect for Autonomy）とも言い換えられていくが、この原則は被験者や患者個々人を人格的主体・自律的主体として扱えという原則である。「人格（person）」という概念はまた非常に厄介で難しい概念だが、西洋倫理学では、ジョン・ロック（1632-1704）以降、生物学的なヒト（man）と人格は区別されてきた。ロックは、『人間知性論』のなかで、「理性と反省能力を持ち、自分自身を自分自身と考えることのできる知的存在者」のことをパーソンと定義している。要するに、自分が何者であり、どのような職業に就き、どのような家族がいるのか等を理解できる人が「パーソン」である。

「自律性（autonomy）」も似たような概念だ。「自律性」という概念はもともと古代都市国家の自治・自己統治を意味していたが、近代以降、カントやミルがそれを個人にも適用させる。基本的な意味は、自分のことは自分で決めるという自己決定のことだが、カントはもっと厳格な意味で捉えた。カントによれば、動物は欲望や感情が主体となり自己がそれに従属するような状態のまま生きているが、その生き方は他律でしかない。人間は、動物と異なり、自己が主体となり得る生物であり、自分で決めた道徳律に従いながら自分の欲望や感情をコントロールできる。そのような生き方こそが自律である。生命倫理学では、自律の概念をカントが言うほど厳密な意味にとる必要はないと思うが、被験者や患者個々人が自分で選ぶ生き方を尊重せよということがパーソン尊重原則では含意されている。

現代の医学・医療においては、先ほど述べたように、被験者や患者のインフォームド・コンセントが必ず求められる。なぜインフォームド・コンセントが重要なのかといえば、パーソン尊重原則があるからである。つまり、インフォームド・コンセントの重要性はパーソン尊重原則から導かれる形になっている。また、以上のように人格や自律性を捉えると、当然ながら、自分のことがわからなくなった重度認知症患者や自分の感情や欲望をコントロールできない者はどうなるのかという疑問が生じるが、自律性が弱くなっている人は保護をするのが原則である。

二番目の原則である善行原則「善い行いをしろ」と三番目の無危害原則「危害を与えるな」は、意味から考えても、ワンセットで捉えられるべき原則である。先ほど、四原則は当初三原則として構想されたと述べたが、三原則の際は無危害原則が入っていなかった。だが、歴史から考えると無危害原則のほうが古く、人類最初の医の倫理綱領とされる「ヒポクラテスの誓い」にも記されている。

これら二つの原則は、常識的な事柄を述べているので平易な印象を与えるかもしれないが、「危害」をどの程度まで厳しく（あるいは緩く）捉えるか、「善行」とは果たしてどのような行為なのかの解釈はかなり難しい。例えば、がん患者に抗がん剤を投与する行為は善行原則からみれば適切である。しかし、体力の落ちているがん患者に対して、副作用の強い抗がん剤を投与することは、本当に善行なのだろうか。副作用によって本人が苦しむことが自明ならば、無危害原則に従って投与しないことの方が適切でないか。抗がん剤の投与という一つの医療行為をめぐっても、善行原則と無危害原則がディレンマに陥るという事態が起きてしまいかねない。

四原則をまとめたビーチャムとチルドレスは、両原則の違いについて、おもしろい喩えを挙げて説明している。泳げない人を突き落とさないことが無危害原則であり、溺れている人を救助することが善行原則に相当する、と。このように考えると、無危害原則とは、敢えてしないことであるから不作為の原則であり、善行原則は敢えてすることであるから作為の原則だと捉えることも可能だろう。どちらが優先されるべきかについては、一概には言えないが、多くの場合は無危害原則が優先する、とビーチャムらは述べている。

さて、四番目の正義原則であるが、正義も難しい概念だ。そもそも正義とは何であろうか。幼少の頃に正義の味方に夢中になった経験は誰もがあるかもしれないが、彼らは正義に味方するのであって、正義そのものではない。ならば、肝腎の正義とは何なのか。まず伝統的に正義がどのように考えられてきたかをおさえておこう。

正義について卓越した論考を残したのはアリストテレス（B.C.384-322）であり、彼は『ニコマコス倫理学』という著作の中で正義を全体的正義と部分的正義とに分け、さらに後者を主に二つに分けた。分配的正義（distributive justice）と修正的正義（rectificatory justice）である。分配的正義とは、簡単に言えば、努力した人は高く評価し、そうでない人にはそれなりの評価をするという考え方だ。例えば、テストで高得点を取った人と、見るも無残な点しか取れなかった人を、同じ評価にしたら高得点を取った人はやる気をなくすだろう。個々人の努力や業績に従って評価を高くしたり低くしたりすることが社会では認められているが、それを正しいとするのが分配的正義である。一般的には、地位・名誉・財貨などを各人の業績や価値に応じて分配するための正義と定義される。

もう一方の修正的正義とは、民事・刑事の紛争解決を思い浮かべればよくわかる。例えば、殺傷事件が起きた時に、加害者はそれ相応の刑罰を受けたり、被害者に対して補償をすべきと我々は考えるが、そのようにして人間関係のバランスを復元するための正義が修正的正義だ。この正義は「矯正的／匡正的《きょうせい》」と書かれたりもするが、いま挙げたような負の事例だけでなく、正の事例にも当てはまるので中立的な「修正的」としてみた。社会のなかで富が一部に集中すると、そのことで人間関係のバランスが崩れることがある。その場合、富を社会的弱者へ還元することも修正的正義の役割だ。

以上から察せられるだろうが、正義とは、一言でまとめれば「バランスを保つこと」「バランスを回復すること」である。正義の味方が悪者に鉄槌を食らわすことが正当化されるのは、悪者がまず社会のバランスを壊したからであり、そのバランスを回復させるために鉄槌を加えることが許されるという道理になっているわけだ。また、弁護士は正義を保つための職業だが、弁護士バッチの中には天秤が刻まれている。天秤はバランスの象徴である。正義の女神テーミスも天秤を高々と掲げている。

さて、四原則の話に戻ると、自律性尊重、善行、無危害の原則は、何れも被験者や患者個々人に対して医療関係者個々人がどのように接すべきかについて定めた、個の視点に立った原則であった。対して、正義原則は社会全体に対してバランスを保てという全体的な視点について述べている。個の視点と全体を見渡す視点は両方とも欠かせない。というのは、個の視点に立って善い行いが重ねられていった結果、社会全体のバランスが失われてしまうことがあるからだ。

生命倫理学の話からまた脱線してしまうが、次のような例を考えてみよう。二〇一〇年末に見られたタイガーマスク現象（運動）を覚えているだろうか。ある人から「伊達直人」の仮名で児童養護施設にランドセルが届いたことがニュースで流れると、それを皮切りに、日本全国で複数の人が「伊達直人」を名乗り、次々とランドセルや筆記用具などを児童養護施設に送り届けた社会現象である。このような寄付行為はなかなかできるものではなく、善行原則に照らし合わせたら称賛されるべき行為である。

が同時に、社会全体の視点で考えるとどうなるだろうか。割合は仮定の話だが、例えば全国の九割五分の児童養護施設にランドセルが届いたとしてみよう。すると届かなかった、残りの五分の施設にいるこどもたちはどう感じるだろう。不公平感や悲しみに苛まれないだろうか。また、この現象は一過性であったために、その後の世代のこどもたちにはランドセルが届いていない。下の世代のこどもたちもやはり不公平を感じないか。つまり、正義原則の視点に立てば、ランドセルの寄付という個々の善行が積み重なった結果、ランドセルが届いたこどもたちだけが得をすることになり、施設間ないし世代間のバランスが崩されてしまっている。ゆえに、正義原則に照らし合わせれば、必ずしも称賛されるべき行為にはならない。養護施設にランドセルを無料で配るならば、すべてのこどもに、毎年、配る仕組みを作らないと公平さは保てない。

四原則は、たった四つしかないにもかかわらず意外とよくできているように思われる。だが、四原則ですべての倫理的問題が解決できるわけではない。四原則にも欠点はある。特に医療で起こる倫理的難問は一つ一つが特殊なことが多く、もっとその特殊性に着目した形で解決をはかるべきだと考える「決疑論（casuistry）」という立場もある。がしかし、四原則が倫理的問題を解決するのに一定の示唆を与えてくれることは確かだ。ならば、科学的合理性だけでは解決できない低線量被曝の問題に対し四原則を適用させることで問題を解決へと導くことはできないのだろうか。

結論を言えば、不可能でこそないが、かなり難しいだろう。というのは、ビーチャムらが指摘しているように、四原則は、いついかなる時も拘束力を持つようなカントの定言命法（無条件に「〜すべし」と命じる命令）とは違い、臨床上の特定の事例のなかでのみ妥当性を持つ原則であり、文脈が限定されない状況では適用が難しいからである。例えば、低線量被曝における「善行」「無危害」とは何であろうか。避難指示をすることであろうか、除染作業をすることか、食品検査を徹底させることか。低線量被曝は健康に良いというエビデンスもあるのだから、いま述べたことは不要という考え方もできる。このような状況下で、社会的コンセンサスはつくりにくい。もう少し文脈を限定しないと「善行」「無危害」の内容が定まらない。

さらに言えば、四原則は、基本的に研究者（医療関係者）に適用される原則だが、低線量被曝の場合、誰が研究者に相当するのだろうか。適切とは言えない仮想だが、被験者に相当するのが福島周辺の住民だと仮定しても、研究者に相当するのが誰なのかは判然としない。つまり、四原則を課す主体が定まらないのである。もちろん、福島県で進行中の県民健康調査関係者に課すことも考えられるが、低線量被曝の問題は福島県だけの問題ではもはやない。放射性物質は自然界を循環するため、影響が及ぶ範囲を時間的にも空間的にも限定することができない。

では、他の倫理原則はないのだろうか。低線量被曝は医学・医療の問題だと主張してきたが、もっと視野を広げて、環境が汚染されていることを考慮すると、環境問題の一つだと捉えることもできる。環境倫理学でよく引き合いに出される予防原則(Precautionary Principle)はどうだろうか。
予防原則は、一九七〇年代ドイツの「環境法」に記載された「事前配慮原則」をもとにしてつくられたと言われ、一九九二年の国連環境開発会議（通称「地球サミット」）で採択された「リオ宣言（全二七原則）」の第一五原則に明記されて有名になった。公害などが発生してから対策を打つのでは遅すぎるため、公害などの発生を未然に防止する（原語に忠実に訳せば「事前に警告する」）ためにつくられた原則である。
リオ宣言の予防原則は大変読みにくいので有名だが、その読みにくさも感じ取ってもらいたいため、そのまま引用してみよう。

環境を保護するため、予防的対策は、その能力に応じて広く適用されなければならない。深刻な、あるいは不可逆的な被害のおそれがある場合には、科学的確実性の欠如が、環境悪化を防止するための費用対効果の大きな対策を延期する理由として使われてはならない。

意味は伝わっただろうか。要するに、こういうことだ。常識的に考えれば、環境悪化の原因が特定されてから、その原因を除去する対策を打つべきだが、環境問題のようにスケールが大きい問題では、何が原因であるかを科学的に特定化するだけでもかなりの時間がかかり、その間に被害が膨らんで取り返しのつかないことになる可能性がある。従って、科学的確実性がなくても予防的対策を打ってよい、ということである。

低線量被曝の問題を解決するためにはピッタリの原則のように思われる。繰り返しになるが、低線量被曝では相反するエビデンスが併存し、まさに科学的確実性が欠如しているからだ。ただおそらく、予防原則に則って予防的対策を取ることは可能だが、コンセンサスを得る道のりは険しいだろう。

というのは、低線量被曝の問題が、地球温暖化のような環境問題と異なるのは「深刻な、あるいは不可逆的な被害のおそれがある」ことが誰の目にも明らかな形で差し迫っていない点にあるからだ。もちろん、こどもの甲状腺がんの発症率の高さをもって「深刻なおそれ」「不可逆的なおそれ」だと主張することはできる。がしかし、先に見たように、放射性物質と甲状腺がんの因果性はただでさえ証明しにくいのに加えて、甲状腺がんは早期に発見されれば十分に治療可能であるため、たくさんの異論が出てくるだろう。となると、最終的に、予防原則を根拠にして社会的合理性を形成できるかどうか、すなわち、予防的対策を打てるかどうかは、甲状腺がん発症を深刻なことだと受け止める人が社会の中でどれだけいるかにかかってくるだろう。

最終節では、予防原則を発動させるための新たな橋渡し原則を考え、低線量被曝と希望について考えてみることにしよう。

5　新たな橋渡し倫理原則と希望

生命倫理の四原則と環境倫理の予防原則は、ともによく練られた原則であるにもかかわらず、三・一一後に浮上した低線量被曝の問題に対してはさほど有効でないことを見てきた。ならば、どうすべきなのか。拱手傍観《きょうしゅ》するしかないのだろうか。

そこで最後に、新たな倫理原則の可能性について考察してみよう。また、困難な状況下で如何にして希望を見出していくことができるのかも併せて考えてみたい。

まず前節で言及した諸原則を大まかに四分割表で整理してみると、図表七―二のようになる。縦軸はマクロ的視座で物事をとらえるか、ミクロ的視座でとらえるかを表している。横軸は健康を扱う領域か、病気を扱う領域かを表す。この二つを軸にして整理すると、医学と医療はともに病人を対象にする点では共通しているため図の左側に位置されるが、医学が大勢の被験者を対象にして臨床研究をするためＡの領域となり、医療は目の前の患者の病を治すことであるためにＢの領域に分類される。そして生命倫理の四原則は、この二つの領域に適用される原則となる。対象者が健康か病気かにかかわらず大きな視座で出来事の相関性や傾向性を捉えるのが疫学・

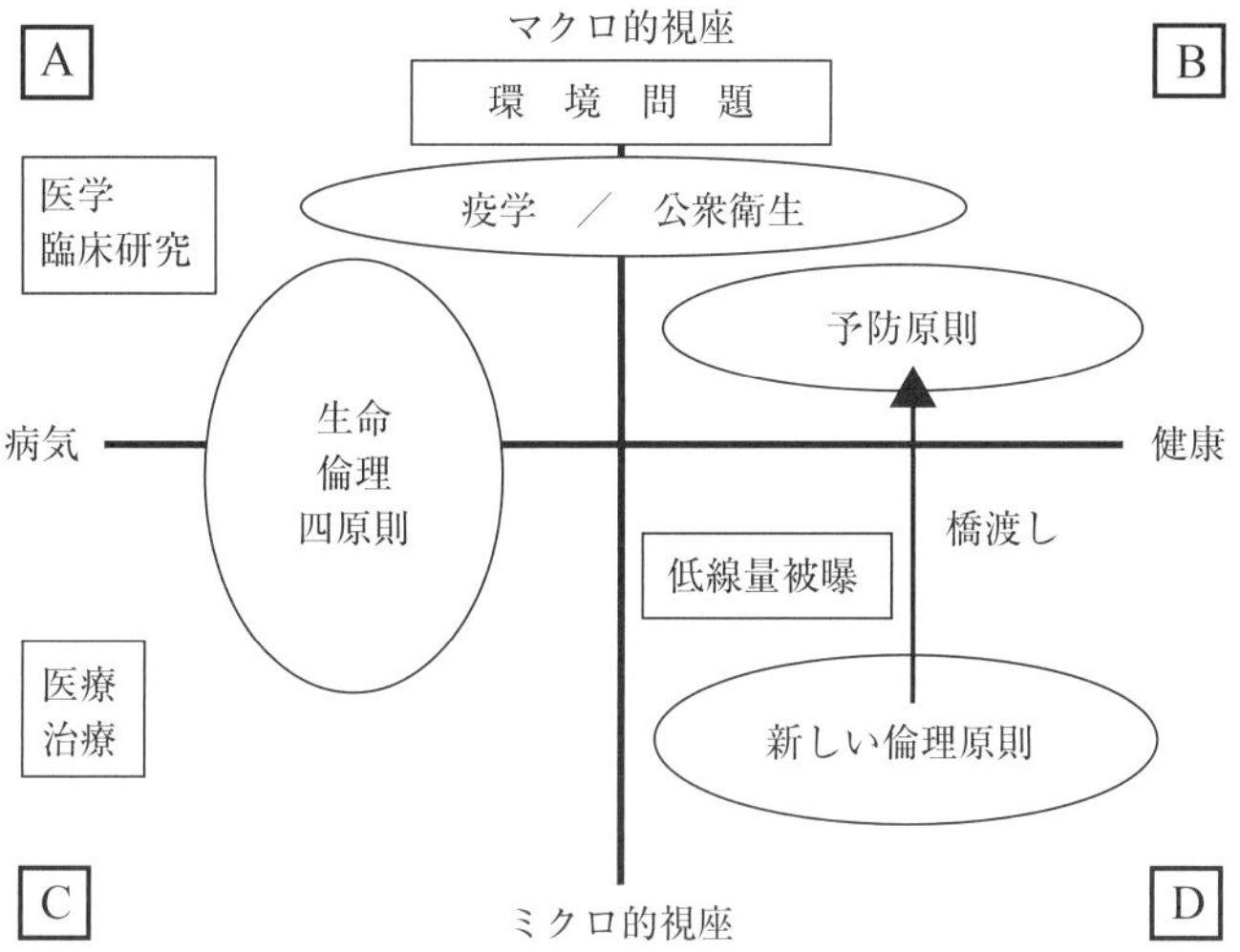

図表 7-2　諸原則の四分割表

公衆衛生なので、これらはＡとＢの領域にまたがる。環境問題も同様の領域に分類されるだろう。予防原則はＢで起こる問題が病気の領域へと滑り込まないようにするため、つまりＢの領域にとどまるための予防を唱えるが、それが発動されるためには、すでに見たように「深刻なおそれ」「不可逆的なおそれ」が認識されなければならない。低線量被曝に関して、もし疫学が住民の変調と被曝の関係を統計学的に把握したならば、それは一つエビデンスであるから、予防原則がそのエビデンスを根拠に発動される可能性はある。だが、低線量被曝の問題は、予防原則が適用されるほどの深刻さが現在共有されていない。低線量被曝は、つまり、現段階ではＤの領域で静かに進行しつつある。

このように整理し直してみると、Ｄの領域は生命倫理学と環境倫理学のどちらの学問分野でも扱えていない、取り残された領域であることが見えてくる。だが、福島住民の不調や不安、こどもの甲状腺がんなどは実際に確認されているのだから、この状態が続けばＤの領域の低線量被曝がＡやＣの領域へと滑り込む危険性は十分にある。だとしたら、そのようなことが起こるよりも前に、Ｄの領域における倫理原則を求め、その倫理原則を共有することで社会的合理性を作り上げていく必要があるのではないだろうか。

以上をまとめると、三・一一後の生命倫理学に求められるのは、低線量被曝により起きていると思われる異常事態をミクロ的な観点から把握し、そのような事例を集積することによって、予防原則へと結びつけるための倫理原則だろう。言い換えれば、予防原則を発動させるための橋渡し的な倫理原則である。その倫理原則の具体例について確定的なアイデアを私はもっているわけではないが、「いのちの恐れを見逃すな」「いのちの訴えに配慮／ケアせよ」「個々のいのちに配慮／ケアせよ」といった原則になるのではないだろうか。もしこの倫理原則が共有されるならば、個々人の健康的な日常生活を守る権利のための原則にもなる。

最後に、視野を広げて、ささやかながら、希望についても考えてみよう。

低線量被曝に関する信頼度の高いエビデンスは、どうしても非倫理的な臨床研究を余儀なくされるので、今後も知り得ない可能性が高い。だがそれは人類がそのエビデンスを発見できないだけであり、もしかしたら「低線量被曝がガンの発症率や死亡率を高める」という真実は隠れたまま進行しているかもしれない。仮にそうだとしても、我々はなお以下の二点において希望を見出すことができると思う。

一つは、エビデンスは決定論を裏付けるものではないという点である。医学的な知識、特に臨床上の知識は、エビデンスの分類の如何に関係なく、元来、確率的な知識である。すべての人に効く薬はない。すべての人に安全な薬もない。「神と悪魔の薬」と称されるサリドマイドのように、ある種の人に対しては毒だが、別の人たちにとっては効果をもたらす薬もある。臨床的知識の、このような蓋然性は、たとえ医学がどんなに発展したとしても、変わらないのではないか。人体は想像以上に複雑で、個体差が大きいうえに、それを探究しようとする人間の能力には限界があるからだ。

このことは、逆の見方をすれば、臨床的知識は必ずしも特定の個人にあてはまるわけではないことを意味する。がんのステージ四の五年生存率が約五パーセントであるというエビデンスがあったとしても、そのエビデンスが特定の人には当てはまらない可能性があるように、低線量被曝が多くの人のがんの発症率を高めることが仮に事実として正しいとしても、目の前の人には当てはまらないかもしれない。我々は、つねに、一般性を生きているのではなく、個別性を生きているからだ。ここに希望を見出すことはできないだろうか。

二つめは、希望の形而上学性という点である。医学・医療は、基本的に生きている人を対象にするため、終末期ケアや疼痛コントロールなどはその守備範囲だが、死後の世界のことは扱わない。死は、いわば、医学・医療の臨界点である。

だが、希望は違う。人間は、どんな時でも希望なしには生きていけない生物であり、その希望は死によっても潰えない。もし死が絶望（希望の終わり）ならば、すべての人は最終的に絶望することになるが、そんなことはないだろう。人は、死後にわたる希望も抱くことが可能だ。死者に対して、きっと今頃は天国で誰々と再会しているだろうとか、死んでもなおどこかで見守っているだろう、といった希望を抱く。自分が死んだ後にも、ああしたい、こうしたいという希望を抱く。つまり、希望には形而上学的な性質があり、形而下（自然科学の領域）のことしか扱わない医学・医療とは、この点が決定的に異なる。ここに希望の可能性を見て取ることはできないだろうか。

希望は、おそらく、人生のどんな瞬間においても見いだせるものである。低線量被曝のただ中を生きる我々は、殊更に危険性ばかりを煽るのではなく、同時に、安全性ばかりを吹聴するのでもなく、時々刻々と変わっていく状況に対して冷静な眼をもちながら、終始希望を抱きつつ生きていくべきなのではないか。

主要参考文献

広瀬弘忠「福島第一原発災害を視る世論」『科学』Vol.83 No.12, 岩波書店、二〇一三年

福島県「県民健康調査」ＨＰ https://www.pref.fukushima.lg.jp/sec/21045b/

日本学術会議臨床医学委員会放射線防護・リスクマネジメント分科会の報告書

Tsuda, Toshihide et al., Thyroid Cancer Detection by Ultrasound Among Residents Ages 18 Years and Younger in Fukushima, Japan: 2011 to 2014., *Epidemiology*, October 6, 2015

「ニュルンベルク綱領」「ベルモント・レポート」『資料集生命倫理と法』生命倫理と法編集委員会、太陽出版、二〇〇三年

日本医師会生命倫理懇談会『「説明と同意」についての報告』一九九〇年

唄孝一『志したこと、求めたもの』日本評論社、二〇一三年

第三回国際動物実験代替法会議「ボロニア宣言」大野泰雄訳（日本動物実験代替法学会ＨＰ http://www.asas.or.jp/jsaae_old/bo.html）

Guyatt G, Cairns J, Churchill D, et al., Evidence-based medicine. A new approach to teaching the practice of medicine, *JAMA*, 1992;268

ＡＨＣＰＲ（Agency for Health Care Policy and Research）ＨＰ http://www.bcshguidelines.com/BCSH_PROCESS/EVIDENCE_LEVELS_AND_GRADES_OF_RECOMMENDATION/46_AHCPR.html

寺田寅彦『天災と国防』講談社、二〇一一年

Weinberg, A.M., Science and Trans-Science, *Minerva*, Vol.10 No.2., 1972

Bucchi, M., Biotech Remains unsolved by More Informed, *Nature*, Vol.416, 2002
藤垣裕子『専門知と公共性　科学技術社会論の構築へ向けて』東京大学出版会、二〇〇三年
金森修『負の生命論　認識という名の罪』勁草書房、二〇〇三年
Beauchamp T.L., Childress J.F., 1989, *Principles of Biomedical Ethics*, 3rd ed., Oxford University Press（ビーチャム、チルドレス『生命医学倫理』成文堂、一九九七年）
ロック『人間知性論』大槻春彦訳（『ロック　ヒューム』世界の名著32、中央公論社、一九八〇年）
アリストテレス『ニコマコス倫理学（上）（下）』高田三郎訳、岩波書店、一九七一・一九七三年
国連環境開発会議「環境と開発に関するリオ宣言」環境省ＨＰ　https://www.env.go.jp/council/21kankyo-k/y210-02/ref_05_1.pdf

あとがき

見慣れた風景を歩いていると、突然、空き地ができていて驚くことがある。そんな経験は誰でもあるだろう。いつも不思議に思うのだが、そんな時、空き地に以前どのような建物があったかを思い出そうとすると、たいていわからない。そしてわからないまましばらくすると、もうその空地には立派な建物が造られ、いつのまにか風景に馴染んでいたりする。

街は、そんなことを繰り返しながら、少しずつ姿を変えていくものなのだろう。それはまるで人体が新陳代謝を繰り返すのに類似している。あるいはもっと視野を広げると、社会にも、去る人がいて、来る人がいて、いつのまにか人は入れ替わる。うまく言葉では言い表せないが、街と人体、そして社会に同じ原理が働いている気がするのだ。

では、変わらないものはないのだろうか。太古から不変なもの。そんなものはないかと思考をめぐらすと、まず思いつくのが宇宙である。太陽の運行、夜空に煌めく星々。そういったものは昔から変わらず、おそらく二〇〇〇年前の人類も同じような空を眺めていた。そんな気分になる。ただ厳密に言えば、これが間違った発想であることはわかっている。星にも寿命はあるし、公転や自転のズレもあるだろうし、そもそも大気の透明度が昔と今ではかなり違っているからだ。

他に不変なものはないのか、と妄想を続けると、次に思い当たるのが、どうしても私の場合、倫理なのだ。倫理、あるいは西洋語のエシックスの語源に遡って「エートス」と言い換えても構わない。時代や社会を覆っている持続的な価値観や規範観が「倫理＝エートス」だが、倫理は意外と太古から変わっていないのではないか。

いまここで「倫理は不変である」といった、大胆で無謀な主張をしたいわけではない。天空の星と倫理を並べ立ててカントに近づこうとしているのでもない。先のような感想を述べても、倫理は基本的にゆっくり変わっていくことは否定できない。それを承知の上でなお、倫理を「不変に近いもの」と「絶えず変化するもの」に分類したとすると、前者は日常のなかにあり、後者は非日常にある、というのが私の直観なのである。中心と周縁という概念で分ければ、日常が円の中心にあり、非日常は円の周縁にある。

本書のタイトル『日常のなかの生命倫理』に込めた思いは、医学・医療の急速な進歩に合わせて目まぐるしい対応を迫られる生命倫理学から距離をとりながら、しかしそれでも変わりにくい日常の生命倫理をどのようにして少しずつ変えていくべきなのかを改めて問いたいと思ったからである。「最後に守るべきものは何か」という副題は、かつて丸山眞男が「前衛」と対置させながら自分の立場を「後衛」と称したことに触発されてつけた。

最先端の医学・医療に関わる生命倫理学はもちろん必要である。その生命倫理学は、法や政策の整備に関わり、医学・医療の現場で起こる喫緊の問題の解決を課題とするだろう。だが、それらは私の眼からすれば「まつりごと」「ハレ」「非日常」「前衛」「周縁」の生命倫理学に過ぎない。例えば、脳死が死であることが法で定められたとしても、日常の皮膚感覚で脳死を死と思えるのにはかなりの時間がかかるはずだ。我々の日常感覚は、そう簡単には変わらないからだ。ならば、その簡単には変わらない日常のなかで、どのように我々は脳死を扱っていくべきかを絶えず考えなければならないのではないか。

要するに、法が整備されても生命倫理の課題は終わらないということだ。にもかかわらず日本では、法の整備とともに急速に議論が消滅に向かう傾向が強い。むしろ法整備された後こそが生命倫理の出番だろう。日常生活のなかで、繰り返し考え、繰り返し問い、日常のエートスを善い方向へと向かわせることが、おそらく「常民」「ケ」「日常」「後衛」「中心」の生命倫理の課題である。そのような作業の継続を本書は主張したいのであり、その意味で最先端の医学・医療に関わる生命倫理学への入門書ではない。

「考える葦」で有名なパスカルは、人間を一本の葦に譬《たと》えた後に、次のように続けた。「だから、我々の尊厳のすべては、考えることのなかにある。我々はそこから立ち上がらなければならない……だから、よく考えることを努めよう。ここに道徳の原理がある」(『パンセ』347)。

パスカルが言うように、考えることが人間の尊厳であり、考えることのうちに道徳の原理があるならば、最後に守るべきもの、それは思考である。正確に言えば、思考し続けることである。日常のなかで、生命倫理の課題一つ一つを、決して自分とは無縁なものとはせずに、繰り返し考え続けること。これは変わってはならないことであり、思考できる環境を整えることも生命倫理の立派な課題だ。ぜひ、本書を契機にして、ここは違う、ここはこのように考えた方が適切だ、と各自がそれぞれ考え続けてほしい。

* * *

本書の出版を実現させてくれた梓出版社の本谷貴志さんに心より感謝を申し上げたい。もう何年前のことだったか忘れたが、出版の依頼があってから、遅々として執筆が進まない私に辛抱強く付き合っていただいた。本谷さんの時宜を得た様子伺いのハガキがなければ、ここまでたどりつくことはできなかった。

それから個人的な話で恐縮だが、本書を執筆しながら生死について思考している間に、近しい者の別れが二つあったことも書き添えておきたい。

二年前の初秋、学部時代の親友である服部謙一郎氏が、突然、別れの言葉もなく旅立った。人生を併走しながら、どう生きるかについて刺激し合ってきた親友の死がこれほど悲しいものとは思わなかった。私はいまだに二人称の死の意味を消化できていない。

そして彼の訃報を受けて間もなく、今度は母の末期がんが判明した。日に日に衰え、死へと近づいていく母に寄り添うなかで、自分に何ができ、どのような言葉をかけたらよいのか、戸惑う日々が続いた。がん告知、ターミナル・ケア、ホスピス、代理決定、セデーションといった言葉が頭のなかを駆け巡り、まるで自分が試されているかのようだった。それは生命倫理の原点に引き戻される経験でもあった。母は、昨年初春に静かに旅立った。三月一一日のことだった。

どんな時も支えてくれる妻と子どもたちにもお礼を言いたい。私が生きる意味を感じていられるのは、間違いなく、家族がいるからだ。

そして最後に、旅立つ前に交わした、母との約束を。私に生を授けてくれた母に、本書を捧げる。

二〇一八年　青葉繁れる季節に

山本史華

著者紹介
山本史華（やまもと　ふみか）
1967年生まれ.
東北大学大学院文学研究科博士課程修了. 博士（文学）
東北大学大学院薬学研究科21世紀COEフェロー（助手）を経て,
現在, 東京都市大学共通教育部教授. 専門は哲学・倫理学.
主要業績："In Pursuit of an Ethical Principle for Low-dose Radiation Exposure after 3.11" *Journal of Philosophy and Ethics in Health Care and Medicine,* No8, 2014,『リレー講義　ポスト3.11を考える』（共編著, 萌書房, 2015年),『無私と人称——二人称生成の倫理へ』（東北大学出版会, 2006年）など.

日常のなかの生命倫理

2018年10月1日　第1刷発行
2020年 7月20日　第2刷発行　〈検印省略〉

著　者©　山本史華
発行者　本谷高哲
印　刷　東京印書館
埼玉県朝霞市北原2-14-12

発行所　梓出版社
千葉県松戸市新松戸7-65
電話・FAX 047-344-8118

乱丁・落丁本はお取り替えいたします
ISBN 978-4-87262-039-9　C1012